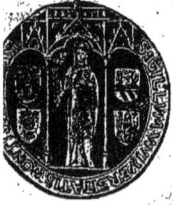

Dr CHASSAIGNE

La Part de l'Urémie

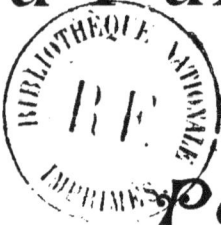

dans les Accès

Pernicieux Comateux

MONTPELLIER

GUSTAVE FIRMIN ET MONTANE

LA

PART DE L'URÉMIE

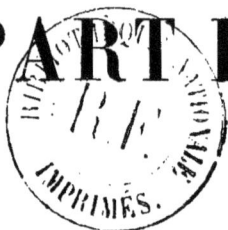

DANS

LES ACCÈS PERNICIEUX COMATEUX

PAR

Le Dr CHASSAIGNE

MÉDECIN DE COLONISATION A CHATEAUDUN-DU-RHUMEL (Algérie)

Médaille d'honneur : Epidémie cholérique de 1893 (Département de Constantine)

Médaille d'honneur : Epidémie de typhus exanthématique de 1895

(Département de Constantine)

MONTPELLIER

IMPRIMERIE Gustave FIRMIN et MONTANE

(Rue Ferdinand-Fabre et Quai du Verdanson)

1900

A LA MÉMOIRE DE MON PÈRE

A MA MÈRE

A MA FAMILLE

A MES AMIS

CHASSAIGNE.

AVANT-PROPOS

Parmi les diverses manifestations cliniques du paludisme fébrile, avec lesquelles les praticiens de l'Algérie se trouvent journellement aux prises, surtout dans les campagnes, l'une des plus dangereuses et, malheureusement, l'une de celles contre qui l'on est trop souvent désarmé est certainement *l'accès pernicieux à forme comateuse.*

J'ai eu, dans cet ordre d'idées, à faire quelques remarques dans le cours de ma pratique de médecin de colonisation dans des pays à *malaria,* et, dans mon esprit, il s'est dégagé cette conclusion finale que notre impuissance thérapeutique contre les accès comateux venait en grande partie d'une fausse interprétation de leur pathogénie.

J'ai eu, en effet, maintes fois, l'occasion d'observer que l'*urémie* jouait le principal rôle dans les formes comateuses des fièvres pernicieuses, et, que c'était bien des fois à l'intervention de ce syndrome que des accès, qui eussent été bénins ou peu graves sans lui, devaient leur pronostic si sévère, et, trop souvent, leur dénouement fatal. C'est, ce rôle de l'urémie dans les accès pernicieux comateux que je me suis proposé de mettre en lumière dans ce travail inaugural.

Les documents sur lesquels j'ai étayé mes conclusions sont en partie tirés de ma pratique personnelle, et, en bien plus grande partie de celle d'un de mes confrères algériens, le docteur Henri Malbot, de Constantine, ancien médecin major de l'armée qui, dans différents hôpitaux militaires de la Colonie et notamment dans celui de Philippeville, était on ne peut mieux placé pour étudier les formes pernicieuses du paludisme. Qu'il reçoive ici le témoignage de toute ma gratitude.

Un mot encore sur l'esprit dans lequel a été rédigée cette thèse. Perdu au milieu des campagnes algériennes, loin de tout foyer scientifique et de tout centre d'instruction, je n'ai pu compulser les bibliothèques des Ecoles ou des Facultés : je me suis borné à mettre à contribution les quelques ouvrages classiques qui sont entre les mains de tous les praticiens de l'Algérie.

Il ne faudra donc pas chercher dans ce travail plus d'érudition et de bibliographie qu'il n'en peut contenir. Le chapitre de l'historique de la question sera donc forcément écourté et incomplet. Que les Maîtres appelés à me juger se montrent en conséquence indulgents dans leur appréciation de ce chapitre, où j'exposerai ce qui est classique en France sur les accès pernicieux comateux, en même temps que l'évolution des idées sur ce sujet.

Le second chapitre, tout entier appuyé sur des faits inédits, montrera, par une série d'observations cliniques, la part qui revient à l'urémie dans les accès comateux : je m'efforcerai de mettre en relief l'influence de ce facteur urémique, jusqu'à présent resté dans l'ombre ou presque complétement méconnu.

Dans un dernier chapitre, comme corollaire de cet exposé, je décrirai l'accès comateux urémique et indiquerai les particularités de son traitement.

Enfin, dans quelques phrases concises, j'établirai les conclusions finales de mon travail.

PART DE L'URÉMIE

LES ACCÈS PERNICIEUX COMATEUX

CHAPITRE PREMIER

HISTORIQUE

L'ACCÈS PERNICIEUX COMATEUX DES AUTEURS

Pour étudier plus facilement l'évolution des idées sur les fièvres pernicieuses comateuses, je diviserai cet historique en trois périodes :

1° *Une période ancienne*, depuis Hippocrate jusqu'au seizième siècle, où tout est bien confus ;

2° *Une période moderne*, depuis le XVIᵉ siècle jusqu'en 1840, époque à laquelle fut décrite l'urémie presque simultanément par Addisson et par Rayer ;

3° Enfin, *une période contemporaine*, où quelques auteurs parlent explicitement de l'intervention possible sinon probable de l'urémie dans les fièvres pernicieuses comateuses.

1° PÉRIODE ANCIENNE. — Nul doute que le père de la médecine n'ait connu les fièvres paludéennes. Bien que l'ancienne

Grèce fut plus fertile, plus salubre et plus peuplée que l'Hellade de nos jours, le paludisme devait y sévir en maints endroits marécageux, notamment sur les bords de la mer, à l'embouchure des fleuves, où chaque inondation remaniait et augmentait les alluvions récentes. Pour le savant commentateur et traducteur des livres hippocratiques, la question ne comporterait pas le moindre doute.

Littré (1) établit, en effet, que les fièvres décrites aux premier et au second livres des épidémies étaient identiques à celles que nos médecins militaires, et particulièrement Maillot, observèrent en Algérie, au début de la conquête, et présentaient tous les caractères généraux des fièvres paludéennes : invasion et marche rapides, intermittence et redoublement fébriles, gonflement de la rate, douleur dans les hypochondres, phénomènes de sudation et d'algidité succédant à la fièvre chaude ; souvent aussi, ces fièvres devenaient plus continues et plus graves et se compliquaient de délire et de longue somnolence. Cet ensemble de symptômes reproduit bien le tableau complet des accès intermittents paludéens et particulièrement des accès soporeux.

Celse, Galien, Arétée, Cœlus Aurelianus, Paul d'Egine, n'ajoutèrent rien aux descriptions du médecin de Cos, et leurs commentaires des livres hippocratiques ne firent que les obscurcir.

Pas la moindre lueur, non plus, dans la sombre nuit du moyen âge. La question ne fit aucun progrès jusqu'à la fin du XVIᵉ siècle.

2º PÉRIODE MODERNE. — A cette époque, Mercatus (2) ensei-

---

(1) Littré. — Œuvres d'Hippocrate.

(2) Mercatus. — De l'essence, de la différence et du traitement des fièvres (Valladolid, 1586).

gnait la médecine à l'Université de Valladolid ; il était, en même temps, le médecin du fils et du petit-fils de Charles-Quint, les rois d'Espagne Philippe II et Philippe III.

L'Espagne était alors une grande nation ; elle exerçait en Europe une suprématie incontestée et les Universités espagnoles étaient les plus florissantes. C'est ce qui explique la vogue de l'enseignement de Mercatus.

Au point de vue spécial qui nous occupe, Mercatus eut le grand mérite de reconnaître que, très fréquemment, les fièvres intermittentes ordinaires, qu'il avait nettement séparées des fièvres continues ou synoques et des fièvres continentes ou synèques, étaient accompagnées d'accidents particuliers survenant soudainement et donnant à l'allure de la fièvre une gravité insolite ; il qualifia ces accidents de pernicieux et appela *fièvres pernicieuses* celles où on les observait. Il avait aussi très bien observé la périodicité des fièvres intermittentes, de même que la régularité de leur rechute ; mais il avait fait de la perniciosité l'apanage presque exclusif de la fièvre tierce, dont il décrivait cinq types pernicieux.

De plus, partisan convaincu des doctrines galéniques, il ne voyait, dans ces fièvres pernicieuses, qu'un effet des diverses altérations putrides des humeurs de l'organisme, et, comme il y avait cinq modes de la putridité des humeurs, il y avait aussi cinq types de fièvres pernicieuses. Comme tous les galénistes, il avait sacrifié l'observation aux idées doctrinales.

En dernière analyse, quelles que soient ses idées sur leur pathogénie, Mercatus reste bien le créateur des accès pernicieux, et, il faut bien le dire aussi, un des non moindres mérites du médecin de Valladolid, c'est d'avoir été le préparateur de l'œuvre impérissable de Torti ; les ébauches encore confuses de celui-là sont devenues les magistrales et précises descriptions de celui-ci. C'est qu'entre les deux auteurs, une découverte, féconde par ses bienfaits, avait révolutionné la thérapeutique des fièvres : je veux parler de l'introduction du quinquina en Europe, et de son usage dans le traitement des fièvres dites essentielles. Quand l'emploi de la précieuse écorce se fut répandu dans le monde médical, on ne tarda pas à reconnaître qu'une grande division entre les fièvres s'imposait : celles qui étaient influencées et guéries par le quinquina, et celles qui étaient traitées sans succès. Les fièvres intermittentes paludéennes, se trouvent donc à présent nettement dégagées du bloc des autres pyrexies essentielles.

En effet, un autre prédécesseur de Torti, l'anglais Morton(1), avait le premier émis l'idée que la cause des fièvres rémittentes pernicieuses, qui sont les intermittentes de Mercatus, devait être recherchée dans l'absorption d'un poison étranger à l'organisme.

Pour Morton, c'est l'air palustre qui, chargé de particules hétérogènes et vénéneuses, produit les fièvres pernicieuses, en se mélangeant avec les esprits, après avoir été inspiré par les poumons. Une autre cause adjuvante, c'est la saison d'automne, avec ses matinées et ses soirées si fraîches, intercalées entre les heures d'une journée presque toujours très chaude. Cette double étiologie expliquait, d'après Morton, l'endémicité des fièvres sur les bords de la mer et dans les endroits marécageux, et leur recrudescence dans la saison d'automne. On ne peut nier que tout cela ne soit parfaitement observé.

Néanmoins, Morton, étiologiste remarquable, reste bien inférieur à Torti comme clinicien. Comme Mercatus, le médecin de Modène (2) avait observé que les fièvres intermittentes tirent leur gravité d'un élément nouveau qui s'ajoute à l'accès et lui donne un caractère tout particulier de perniciosité : si

---

(1) Morton. — Pyrétologie. Londres 1691.
(2) Torti. — Thérapeutique spéciale des fièvres périodiques pernicieuses, Modène 1712.

l'accès reste *solitaire,* sans adjonction d'un symptôme étranger, il reste bénin et guérit toujours. La gravité vient sans
cesse d'un phénomène nouveau qui se superpose à l'accès
intermittent proprement dit. C'est ainsi que Torti établit sa
grande classe des fièvres intermittentes pernicieuses qu'il
appela *comitatæ.*

Il y en avait sept formes principales, dont les trois dernières, la syncopale, l'algide et la léthargique, semblent bien être
des formes cliniques de la fièvre comateuse ; pour les fièvres
syncopale et léthargique, les noms seuls de syncope et de
léthargie ne peuvent guère laisser de doutes à ce sujet; et,
quant à la fièvre algide, c'était encore probablement une fièvre
comateuse qui avait surtout frappé Torti par l'intensité de ses
phénomènes de collapsus et d'algidité. Nous savons, en effet,
que, presque toujours, les accès algides finissent par le collapsus et l'algidité

Torti tenta aussi une ébauche de pathogénie. Pour lui, ces
formes léthargiques, algides et syncopales, sont occasionnées
par l'épaississement et la concrétion des humeurs, et il les
appelle fièvres pernicieuses *coagulatives,* par opposition à un
autre groupe de fièvres pernicieuses, qu'il appelle *colliquatives.*

Le médecin de Modène établit aussi une autre classe de
fièvres malignes en dehors des fièvres intermittentes. C'était
la *subcontinua maligna,* dans laquelle MM. Kelsh et Kiener
reconnaissent les traits de la rémittente paludéenne typhoïde.

Enfin, toujours guidé par les doctrines humorales, Torti
pensa que, dans certaines fièvres intermittentes à accès subintrants, le sang pouvait se charger, à chaque nouvel accès,
d'une certaine quantité de ferment fébrile qui ne subissait pas
la coction et ne pouvait être éliminé par les crises ; dans ce
cas, il se développait une fièvre secondaire, mais continue,
qui se greffait sur la fièvre périodique primitive, et évoluait

concurremment, en mêlant ses symptômes propres à ceux déjà existants,

C'étaient des fièvres hybrides, à la fois périodiques et conti-nues, où les deux éléments pouvaient se mélanger en propor-tions variables ; d'où la notion des *fièvres proportionnées*.

Quand l'élément périodique l'emportait sur l'autre, la fiè-vre proportionnée prenait l'allure des fièvres intermittentes, et pouvait en présenter les divers caractères cliniques, notam-ment, la perniciosité et ses diverses formes ; de plus, elles guérissaient par le quinquina. Mais, quand c'était l'élément continu qui dominait, le quinquina restait sans efficacité, et il devenait plus difficile de faire la part exacte de l'élément paludéen.

Quoi qu'il en soit de ces erreurs de doctrine, le grand mérite de Torti, c'est d'avoir bien dessiné le cadre clinique du paludisme fébrile, et d'avoir nettement posé la question des diverses associations fébriles qui viennent encore ajouter quel-ques nœuds à l'écheveau déjà si embrouillé des manifestations aiguës de la maladie.

Lancisi (1) qui avait été chargé par le pape Clément XI d'étudier les fièvres estivales, épidémiques dans la campagne romaine et la Romagne, y passa 15 années, de 1695 à 1709, à rechercher les causes du mal et le remède à y apporter. Entre autres modalités de la fièvre intermittente, il décrivit la forme pernicieuse soporeuse, et vit que la continue paludéenne s'accompagne quelquefois aussi d'accidents pernicieux coma-teux. Le quinquina, d'après Lancisi, avait une action manifeste dans le traitement de ces fièvres ; mais le médecin italien, tout comme ses précurseurs, ne pouvait discerner nettement les continues palustres des infections dysentériques ou typhoïdi-

---

(1) Lancisi. — Des effluves nuisibles des marais, Rome, 1716.

ques. Au point de vue pathogénique, il ne sortit pas des doctrines humorales de Mercatus et de Torti.

Pringle (1), médecin des armées anglaises, prit part aux campagnes de 1742 à 1748, en Flandre, en Allemagne, en Hollande. A côté de l'élément paludéen, du miasme palustre, il fit jouer un grand rôle aux influences météoriques dans la production des maladies des armées ; il décrivit la fièvre rémittente d'automne, la fièvre rémittente des pays bas et marécageux et la fièvre des hôpitaux et des prisons. Mais, pour les accès pernicieux, il ne sut voir autre chose que ce qui était déjà connu et qu'avaient signalé ses prédécesseurs ; il n'ajouta rien aux chapitres des fièvres comitées de Torti.

De même, Lind (2), qui observait dans les colonies anglaises, sut bien voir que les accès pernicieux comateux et soporeux étaient très fréquents dans les pays chauds et chez les nouveaux arrivés, mais il ne sut pas les rapporter à leur véritable cause.

La fin du XVIIIᵉ siècle vit encore naître les œuvres de deux pyrétologistes de grand mérite ; mais, en nous limitant à notre point de vue tout particulier, l'étude des accès pernicieux, comateux, Cullen (3) et Strack (4) n'apportèrent point de nouveaux documents ni de nouvelles idées ; ils ne firent que répéter les opinions de leurs devanciers, sans rien y ajouter de personnel.

Au commencement de notre siècle, au lieu d'avancer avec Broussais et son école, la pathogénie des accès pernicieux fit

---

(1) Pringle. — Maladie des armées (1770).

(2) Lind. — Maladies des Européens dans les pays chauds, Riga et Leipzig (1773).

(3) Cullen. — Eléments de médecine pratique (1785).

(4) Strack. — Observations médicales de fièvres intermittentes, Offenbach (1785).

un pas en arrière. La raison des accidents comateux observés n'est plus cherchée dans une lésion des humeurs et du sang, mais dans l'inflammation des organes. Il n'est plus question désormais de fièvres putrides, pernicieuses, bilieuses, comateuses ou nerveuses, mais de gastro-céphalites, de gastro-hépatites et autres inflammations viscérales.

En 1820, Bailly, un des plus fervents adeptes de la doctrine nouvelle, partit pour Rome pour étudier le paludisme dans un de ses principaux foyers, et rénover, à la lueur de l'anatomie pathologique, la vieille théorie humorale des fièvres intermittentes. Dans les nombreuses nécropsies qu'il eut l'occasion de pratiquer, il n'eut pas de peine à trouver des signes d'inflammation de l'estomac, du foie, de l'intestin, du cerveau. Les stigmates des phlogoses viscérales étaient plus ou moins intenses, suivant l'acuité ou la gravité des manifestations paludéennes, mais, en définitive et en dernière analyse, c'était toujours l'irritation de l'estomac, du duodénum, de la rate, noire et diffluente, du foie, gorgé de sang épais et poisseux, du cerveau, dont l'écorce devenait brune et ardoisée, qui causait la pyrexie et amenait la mort.

Bailly (1) expliquait aussi pourquoi, dans ces irritations fixes et souvent chroniques, la fièvre était intermittente et non pas continue, comme il semblerait tout naturel de la trouver. « Cela » tient, dit Bailly, à ce que l'intermittence est disposition phy- » siologique, consistant dans l'excitation alternative des deux » systèmes nerveux, abdominal et cérébral, et que cette dispo- » sition est mise en jeu, avec une activité particulière, chez » l'homme vivant en pays marécageux ; dans un autre milieu, » en France, de pareilles lésions causeraient une fièvre inflam-

---

(1) Bailly. — Traité anatomo-pathologique des fièvres intermittentes, Paris, 1825.

» matoire continue. » La thérapeutique se ressentait nécessai-
rement de la théorie : Bailly condamnait le quinquina « ce
» charlatan des remèdes qui guérit l'apparence et non le fond
» de la maladie », et il préconisa la saignée et les purgatifs.

Le premier qui réagit, timidement il est vrai, contre les doctrines de Broussais et de son dangereux disciple Bailly, fut un
médecin Bressan, Nepple (1), qui pratiquait la médecine dans
le pays marécageux de Dombes. Frappé des funestes et désas-
treux effets de la saignée chez les paludéens, et ne voulant pas
néanmoins s'insurger contre la doctrine de l'irritation, qui
régnait alors en souveraine, Nepple essaya de concilier les
nouvelles idées avec une observation plus impartiale et plus
rigoureuse des faits et prétendit que l'inflammation seule ne
constituait pas les fièvres intermittentes.

L'accès intermittent amène une congestion névroso-vascu-
laire des viscères abdominaux et cette congestion répétée finit
par produire l'inflammation durable de l'organe ; la fièvre
rémittente se trouve ainsi constituée : elle est en réalité compo-
sée d'une inflammation organique fixe et d'une congestion
éphémère périodique. Dès lors, il y a un double but à remplir
dans la thérapeutique des fièvres, combattre l'élément paludéen par le sulfate de quinine et l'élément inflammatoire organique par la saignée.

Il était réservé à Maillot, médecin militaire, de démontrer,
non seulement l'inanité, mais encore le danger des doctrines
du Val-de-Grâce. Observateur aussi sagace qu'esprit indépen-
dant, Maillot fit table rase de l'enseignement officiel et ne voulut reconnaitre d'autre maître que notre maître à tous, l'observation clinique. C'est ainsi qu'à Bône, où il était médecin de

---

(1) Nepple. — Sur les fièvres intermittentes et rémittentes,
Paris, 1835.

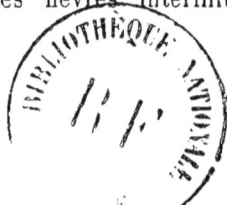

l'hôpital militaire, il reconnut dans les fièvres continues inflammatoires, dont le diagnostic et le traitement étaient jusqu'à ce jour indécis, deux formes de la subcontinue maligne de Torti ; l'une à redoublements périodiques bien marqués, qu'il appela fièvre rémittente, l'autre à redoublements plus obscurs, simulant la continuité, qu'il appela fièvres pseudo-continues.

Mais c'étaient avant tout des fièvres paludéennes, souvent pernicieuses et, partant, justiciables du sulfate de quinine. Ensuite, toujours à la lueur de l'observation clinique, voyant que la saignée était souvent accompagnée de collapsus et d'accès pernicieux mortels, tandis que l'administration du sulfate de quinine était si favorable, Maillot fut alors amené à conclure qu'il valait mieux prévenir l'inflammation que la combattre, et, hardiment, il donna le sulfate de quinine dans toutes les formes des fièvres paludéennes et à des doses inusitées avant lui (20 à 40 grains). Après la publication de son traité des fièvres intermittentes (1), il eut la satisfaction de voir sa pratique universellement adoptée par les médecins de l'armée d'Afrique.

Au point de vue tout spécial que nous envisageons dans ce travail, Maillot n'avait pas d'autres idées que celles de ses devanciers sur les accès pernicieux comateux, et nous ne trouvons dans son œuvre rien qui, de ce côté, mérite d'être mentionné. Mais ce sera sa gloire impérissable d'avoir réagi si vigoureusement contre les doctrines broussaisiennes et d'avoir démontré, d'une façon irréfutable et aussi au grand bénéfice de nos soldats, qu'il n'y a qu'un remède du paludisme, quelles qu'en soient la forme, continu ou intermittent, et la gravité, bénin ou pernicieux, et que ce remède est la quinine.

---

(1) Maillot. — Traité des fièvres intermittentes, Paris 1836.

3° PÉRIODE CONTEMPORAINE.— Après la publication du mémoire d'Addison (1839) et de Rayer (1840) sur l'urémie, la pathogénie des accès pernicieux comateux semblait devoir entrer dans une phase nouvelle. Avant eux, en effet, si quelques auteurs avaient pu soupçonner l'existence d'accidents dus à la suppression des urines, ils étaient loin d'avoir compris toute l'importance de ce syndrome, appelé aujourd'hui « Urémie ».

Dans notre analyse succincte des diverses théories destinées à expliquer la génèse des accidents pernicieux du paludisme, nous ne pouvions donc pas trouver mentionnée, même à l'état de vague soupçon, l'influence de l'insuffisance urinaire sur la production de ces accidents. Mais, à partir de 1840, l'urémie est connue par de magistrales descriptions ; les auteurs la signalent non seulement dans le mal de Bright, mais encore dans d'autres états morbides. Voyons donc si l'urémie va désormais être citée comme cause efficiente du coma dans le paludisme pernicieux et la part qui lui a été faite dans ce cas par les différents auteurs qui ont écrit sur les fièvres intermittentes.

Il faut d'abord ne citer que sommairement les auteurs qui, tout en signalant l'existence des accès comateux, n'ont tenté aucune explication de leur pathogénie, ou n'ont fait que répéter les hypothèses de leurs devanciers, sans parler de l'urémie ou sans émettre d'idées nouvelles à ce sujet.

Certes, les travaux de Boudin (1), de Félix Jacquot (2), de

---

(1) Boudin. — Traité des fièvres intermittentes, Paris 1842.

(2) Félix Jacquot. — Recherches sur les causes des fièvres intermittentes en générrl et en particulier sur les foyers qui leur donnent naissance. *Gazette médicale de Paris,* 1848.

Laveran père (1), d'Haspel (2), de Dutroulau (3), pour ne citer que cette brillante pléiade, sont les plus beaux monuments de l'étude du paludisme dans ses diverses manifestations cliniques, mais les documents apportés par ces savants observateurs n'éclairent en rien le point tout particulier que nous voulons mettre en lumière dans ce travail.

Frérichs, (4) le premier, fit remarquer que certaines fièvres intermittentes devenaient pernicieuses par l'adjonction d'un phénomène urinaire, tel que l'albuminurie, l'hématurie ou la suppression des urines ; ce sont, d'après lui, des fièvres pernicieuses « néphrétiques ». Il fait observer en même temps que cette forme de fièvre pernicieuse n'est pas très rare, puisque, sur 51 cas d'accès pernicieux observés par lui, il a vu l'albuminurie 20 fois et l'anurie 5 fois. Il n'y avait qu'un pas à faire pour dévoiler le rôle de l'urémie dans les accès pernicieux et une fois dans cette voie, Frérichs n'eût pas manqué de voir combien était considérable la part de ce syndrome dans les accès comateux ; mais, ce pas, Frérichs ne l'a pas franchi.

Pour lui, au contraire, l'accès comateux est tout mécanique ; il est le résultat de l'accumulation dans les vaisseaux encéphaliques du pigment produit par la désorganisation globulaire, et ce seraient de véritables thromboses pigmentaires qui se produiraient dans cette catégorie d'accès pernicieux. Il n'est pas difficile de voir le point faible de la théorie, tant ingénieuse soit-elle et conforme aux notions toutes nouvelles de la mélanémie. Comment donc alors expliquer pourquoi ces throm-

---

(1) Laveran père. — Documents pour servir à l'histoire des maladies du nord de l'Afrique (Ac. de mém. de méd. milit., 1848).

(2) Haspel. — Maladies de l'Algérie, été. Paris 1850-52.

(3) Dutroulau. — Traité des maladies des Européens dans les pays chauds (région tropicale), Paris 1861.

(4) Frérichs. — *Clinique Médicale*. Breslau, 1855.

boses, ces infarctus, ces embolies se dissipent dans quelques
heures? Pourquoi ce coma tout mécanique peut-il disparaître
par la quinine, car personne n'ose plus nier l'influence de la
quinine dans ces sortes d'accès? La quinine aurait-elle un
pouvoir dissolvant? Enfin, pourquoi le coma est-il fonction
inhérente de l'accès intermittent? pourquoi apparaît-il et dis-
paraît-il avec lui? Décidément, si le coma était la conséquence
d'une obstruction vasculaire permanente, comme celle produite par des amas pigmentaires inertes, ce coma serait per-
manent comme la cause qui l'a produit. Et puis, en définitive,
pourquoi le coma plutôt que l'aphasie, plutôt qu'une hémiplé-
gie, plutôt qu'une paralysie quelconque, plutôt que les signes
d'une embolie ou d'une thrombose cérébrales banales, avec
toutes les conséquences que les localisations cérébrales leur
ont depuis longtemps assignées comme absolument fatales?

La théorie de Frérichs constitue un progrès sensible dans
l'interprétation des accidents comateux, mais, elle ne résiste
pas à une critique judicieuse des faits cliniques.

C'est pourtant cette théorie de Frérichs qu'ont, pour la plupart, adoptée les divers auteurs qui ont écrit après le médecin
allemand Hirtz (1), dans son remarquable article du *Dictionnaire en 30 volumes*, décrit très bien l'accès pernicieux comateux dans ses diverses formes, depuis la simple torpeur cérébrale, tout à fait passagère et bénigne, jusqu'au coma le plus
profond et le plus irrémédiable. « Il est permis de considérer
» cette forme cérébrale de la fièvre pernicieuse, ajoute-t-il,
» comme due à l'accumulation de pigment dans la substance
» cérébrale. Ainsi que nous l'avons indiqué à différentes re-
» prises, c'est dans ces cas que le cerveau présente ce reflet

---

(1) Hirtz.— Art. «fièvres intermittentes». Dictionnaire en 30 volumes de Jaccoud. Paris 1874.

» brun ardoisé, dû à l'accumulation des granulations pigmen-
» taires dans les capillaires les plus fins, lesquels en sont
» souvent obstrués et quelquefois rompus. » Mais Hirtz ne
s'arrête pas là et va plus loin que Frérichs ; il dit, en effet, explicitement : « Un élément adjuvant se rencontre quelquefois,
» dans la coincidence d'une lésion rénale de même cause :
» quelquefois la sécrétion urinaire cesse, ou bien l'urine con-
» tient de l'albumine ou du sang.

    » L'*urémie*, dans ce processus complexe, peut avoir sa part
» de l'état comateux. De là une double indication thérapeu-
» tique, s'adressant à la fois au cerveau et au rein. » Suivant
Hirtz, on doit donc regarder comme possible l'intervention de
l'urémie dans la production du coma des accès pernicieux ;
mais l'auteur ne fait que parler de cette possibilité, sans attacher
cher autrement de l'importance à ce nouveau facteur, qu'il
signale pourtant si nettement et sur lequel il éveille l'attention.
Nous ne trouvons en effet dans son article que les quelques
lignes que nous venons de citer, et dans le traitement des
accès comateux qui termine ledit article, il n'est fait aucune
allusion à la thérapeutique à mettre en œuvre contre ce facteur.

    Jaccoud (1), à son tour, adopte la façon de voir de Frérichs,
il parle de la forme néphrétique des accès pernicieux, de
l'albuminerie qu'on observe quelquefois dans ces accès ; mais
il ne cite pas l'urémie comme devant avoir un danger immédiat
dans le coma des accès pernicieux ; l'auteur n'indique pas le
traitement à opposer à ces formidables complications venant de
l'insuffisance urinaire.

    Léon Colin (2) commence par faire observer que la forme

---

(1) Jaccoud. — Traité de Pathologie interne. Paris, 1877.
(2) Léon Colin. — Traité des fièvres intermittentes.

comateuse des accès pernicieux est la forme dominante de la
perniciosité à Rome et en Algérie. « Ces formes comateuses
» ont leurs lésions et leurs symptômes, parmi lesquels domine
» la mélanémie, dont mes recherches et surtout celles de
» Kelsch ont récemment confirmé l'importance, et, s'il est un
» caractère qui ne soit pas constant, c'est, parfois, cette pério-
» dicité dont on a voulu faire la base de leur diagnostic ».

Le rapport officiel sur la morbidité des troupes améri-
caines (1) pendant la guerre de sécession ne parle que de la
forme comateuse des accès pernicieux, sous le nom de « fièvre
pernicieuse congestive » ; il en est 13.673 cas avec 3.370
décès. Dans ce rapport, pas plus que dans les écrits de Colin,
il n'est question de l'urémie dans la production du coma.

Nous arrivons maintenant aux deux traités classiques de
Laveran et de Kelsch et Kiener, qui, du moins, en France,
font autorité dans la matière. Voyons, pour terminer, la part
qu'ils ont attribuée à l'urémie dans les accès pernicieux et
quelle théorie ils ont donnée de ces accidents.

Laveran (2), après avoir critiqué la théorie de Frérichs,
explique le coma par l'accumulation des éléments parasitaires
dans les capillaires du cerveau. « Ce n'est pas là, une hypothèse,
» ajoute Laveran ; chez les sujets morts d'accès pernicieux
» comateux, il est facile de constater sur des coupes histolo-
» giques de l'encéphale que les capillaires sont obstrués en
» beaucoup de points par des éléments pigmentés, qui ne sont
» que les cadavres des parasites. »

Après la découverte de son hématozoaire, qui eut dans l'histoire du paludisme un si grand et si légitime retentissement, il
était tout naturel que Laveran cherchât à expliquer tous les

---

(1) Léon Colin. — Maladies épidémiques. 1879.
(2) Laveran. — Traité des fièvres palustres.

accidents des accès pernicieux par la présence, dans le sang, des microbes qu'il venait de trouver. Reprenant donc pour son propre compte les idées de Frérichs, il répond aux objections faites à la théorie de l'auteur allemand en expliquant les accidents cérébraux par ce fait que les obstructions vasculaires sont produites non pas des poussières inertes, mais par des organismes vivants. Il devient désormais facile de comprendre que les microbes qui ont obstrué, pendant quelques heures, les petits vaisseaux cérébraux puissent être entraînés de nouveau dans le torrent circulatoire, surtout, si la quinine administrée à forte dose vient les engourdir ou les tuer.

Mais les choses ne se passent pas toujours ainsi, puisque nous venons de voir que, d'après Laveran lui-même, dans certains cas, malgré la quinine, la circulation cérébrale n'a pu être rétablie, et qu'on trouve alors, à l'autopsie, des embolies par des amoncellements de cadavres de microbes.

Donc, en définitive, quand le malade guérit, c'est que les cadavres des entozoaires sont repris par le torrent circulatoire; et, dans le cas contraire, c'est que les amas microbiens, trop nombreux et trop denses, n'ont pu être déblayés par le courant sanguin.

Laveran explique toujours de la même manière, par des thromboses et des embolies parasitaires, les paralysies, les aphasies transitoires que certains observateurs ont notées dans le cours d'accès paludéens. Bien plus, c'est encore par des phénomènes d'irritation causée par les parasites que le professeur du Val-de-Grâce explique la céphalalgie, la rachialgie, les douleurs névralgiques, le délire, les convulsions. La pathogénie de ces accidents, d'après lui, est trop simple ici, pour qu'il soit nécessaire d'y insister.

Laveran, cependant, comprenant sans doute qu'il n'a pas peut-être convaincu tous ses lecteurs, donne encore quelques arguments explicatifs : « On comprend sans peine, dit-il, que

» des parasites du sang, dont le volume est quelquefois
» supérieur à celui des hématies, puissent déterminer des
» obstructions vasculaires ; il y aurait même lieu de s'étonner
» de la rareté assez grande de ces accidents chez les palu-
» diques, si nous ne savions : 1° que le volume des éléments
» parasitaires les plus gros diffère peu de celui des hématies ;
» 2° que les filaments mobiles sont d'une finesse qui leur
» permet de franchir probablement tous les réseaux capillai-
» res et que l'élasticité des corps kystiques est comparable
» à celle des leucocytes et des hématies ; 3° que les leucocytes
» s'emparent des cadavres des parasites et du pigment mis en
» liberté et se chargent de transporter ces corps étrangers en
» dehors des vaisseaux ».

Passant aux manifestations de la présence de son hématozoaire dans le système urinaire, Laveran ajoute : « Dans les
» reins, les éléments parasitaires sont retenus par les glomé-
» rules de Malpighi comme par un filtre, et dans le cas où ces
» éléments sont nombreux, on conçoit que la circulation rénale
» et, par suite, l'excrétion de l'urine puissent être arrêtés
» complètement, comme chez ce malade dont j'ai parlé, qui,
» pendant plusieurs jours, présenta une anurie complète et
» dont les deux reins étaient infiltrés de sang.

» L'albuminurie transitoire qui s'observe assez souvent
» pendant les accès de fièvre intermittente s'explique par le
» même mécanisme que l'hématurie. L'oblitération d'un certain
» nombre de glomérules par les éléments parasitaires a
» naturellement pour effet d'augmenter beaucoup la tension
» du sang dans ceux qui sont restés perméables ».

Comme on le voit, Laveran était sur le seuil de la question
qui nous occupe ; il a bien vu l'albuminurie transitoire des
accès paludéens, mais il n'a pas déduit de cette constatation
tous les corollaires et toutes les conséquences qu'il aurait
dû en tirer : il n'a pas approfondi le sillon qu'il avait tracé et

s'est arrêté à l'albuminurie, comme si tous les albuminuriques n'étaient pas candidats à l'urémie.

Avec Kelsch et Kiener (1), ce sont surtout les lésions anatomo-pathologiques qui sont fouillées et scrupuleusement analysées. Cependant ces auteurs donnent leur opinion personnelle sur la pathogénie des accidents pernicieux comateux. De nombreuses nécropsies leur ont démontré que souvent les faits donnent tort à l'opinion un peu trop absolue de Laveran. Dans leurs examens cadavériques, ils ont vu, en effet, « que » le système capillaire du cerveau présente quelquefois des » thrombus de globules blancs, des rétrécissements et dilata » tions, des proliférations et tuméfactions endothéliales. Afanas » siew, ajoutent-ils, qui décrit le premier ces lésions, pensa » qu'elles donnaient l'explication des troubles cérébraux de » la malaria. Mais ces lésions étaient très inégales d'intensité » dans plusieurs cas examinés par nous et faisaient com » plètement défaut dans un cas où les symptômes cérébraux » avaient été très intenses.

» Quant aux grands troubles circulatoires, la congestion » forte, l'excessive pâleur, l'exsudat sanguinolent et l'œdème, » ils sont bien en rapport, comme nous l'avons vu plus haut, » avec l'expression clinique de l'accès, puisque, très souvent, » il n'y a ni congestion ni anémie.

» Nous sommes donc obligés de reconnaître que les rap » ports entre les symptômes et les lésions de l'accès cérébral » ne sont pas sûrement établis et exigent de nouvelles recher » ches. »

Et, pour concilier la nouvelle doctrine de l'entozoaire de Laveran avec leurs nécropsies négatives, ils concluent en ces

---

(1) Kelsch et Kiener. — Traité des maladies des pays chauds. Paris, 1889.

termes : « Nous pensons, avec Laveran et Marchiafava, que
» c'est moins à la chimie et à l'anatomie pathologique, qu'à la
» morphologie, parasitaire qu'il faut demander la solution du
» problème. Le transport au cerveau d'agents parasitaires,
» agissant plutôt par une action toxique sur les cellules céré-
» brales que par l'agglomération de masses pigmentaires, et
» l'ischémie, serait, à notre avis, l'hypothèse pathologique la
» plus plausible aujourd'hui. »

De cette courte revue rétrospective, nous sommes donc en
droit de conclure qu'avant comme après les mémoires d'Addison et de Rayer sur l'urémie, les différents auteurs qui ont
écrit sur les accès comateux n'ont attribué à l'urémie aucune
part dans la pathogénie du coma. Avant Frérichs, c'était une
altération du sang et des humeurs qui causaient l'accident cérébral ; avec Broussais, c'est la gastro-céphalite ; avec Frérichs,
ce sont les embolies et les thromboses pigmentaires transfor-
mées en thromboses ou embolies parasitaires par la découverte de Laveran. Un seul parle explicitement de l'intervention
possible de l'urémie dans la pathogénie du coma des accès
pernicieux, mais il n'insiste nullement sur la proposition qu'il
avance et ne l'appuie sur aucun fait clinique probant.

Examinons, à notre tour, quelle part font à l'urémie les faits
que nous avons observés.

CHAPITRE II

DOCUMENTS POUR SERVIR A L'HISTOIRE DE L'ACCÈS COMATEUX URÉMIQUE

Les documents cliniques que j'apporte sont tous tirés de ma pratique personnelle ou de celle du docteur Henri Malbot ; ils sont tous inédits.

Voici, tout d'abord, une série de huit observations qui serviront à fixer les lésions cadavériques observées chez les sujets morts d'accès pernicieux comateux à forme urémique. Elles ont été prises, sans sélection aucune, dans un bloc de 41 observations à peu près toutes semblables. Dans toutes, on a observé, pendant la vie, les deux symptômes cardinaux, albuminurie et coma, et, après la mort, des lésions indiscutables de paludisme en activité et de néphropathie. J'ai soigneusement éliminé de ces 41 observations les cas qui auraient pu prêter à controverse, ceux, par exemple, survenus en plein été chez des gens occupés aux travaux des champs, à l'ardeur du soleil, bien que ces sujets aient été reconnus paludéens et albuminuriques ; il est trop évident que, dans ces cas, on ne manquerait pas d'attribuer une part prépondérante à l'insolation, suivant une théorie encore bien en faveur dans les pays chauds.

OBSERVATION PREMIÈRE

Paludisme en activité. — Accès pernicieux comateux. — Albuminurie. — Mort. —
Lésions du paludisme. — Néphrite chronique.

Alphonse Ta..., cordonnier, âgé de 45 ans, né à Constantine, entre
à l'hôpital militaire de Philippeville, salle 21, lit 17, dans l'après-
midi du 22 mars 1888 ; il meurt le même jour, à 10 heures du soir.
C'était un homme venu plusieurs fois à l'hôpital pour des accès de
fièvre intermittente rebelle, dont il avait été débarrassé par des injections sous-cutanées de quinine. Les premières atteintes du paludisme
remontaient à 1880, époque à laquelle il avait contracté les fièvres à
Aïn-Mokra, sur les bords du lac Fetzara, célèbre par son insalubrité.
Sa dernière entrée à l'hôpital remontait au mois d'octobre 1887. Il
n'avait jamais eu d'accès pernicieux : mais on avait trouvé de l'albumine à plusieurs reprises dans ses urines.

Dans la journée du 22 mars 1888, il avait été pris dans la matinée
de violentes convulsions généralisées, pour lesquelles un médecin
avait été appelé. Le médecin constata un violent accès de fièvre et
comme le malade était notoirement paludéen, il diagnostiqua un
accès pernicieux à forme convulsive et l'envoya à l'hôpital.

A son entrée, il est dans le coma le plus profond et la résolution
la plus complète ; la respiration est suspirieuse, inégale, sans toute-
fois avoir le rythme de Cheyne-Stokes.

On pratique le cathétérisme de la vessie avec une sonde molle en
caoutchouc rouge et on retire une centaine de grammes d'urine claire
contenant quelques petits flocons nuageux peu abondants. Le pharmacien-major de l'hôpital y trouve une abondante quantité d'albumine.

La température axillaire est de 38°2. Le pouls petit, mou, inégal,
dépressible à 144.

On pratique quatre injections de chlorhydrate de quinine, deux
d'éther et de caféine.

Le malade se refroidit peu à peu ; à 9 heures, le thermomètre mar-
quait 36°4, et une heure après, le malade succombait sans avoir repris ses sens, ni présenté la moindre amélioration.

L'autopsie est faite le lendemain, à 7 heures du matin.

Poumons. — Adhérences anciennes, lamelleuses, très étendues des deux côtés, surtout à droite. A gauche, épanchement d'un liquide incolore évalué à environ 150 grammes dû à un hydrothorax. Congestion disséminée par places dans les deux organes, surtout vers les bases. Pas de tubercules. Pigmentation noirâtre très intense de la plèvre viscérale et du parenchyme pulmonaire visible à l'œil nu et surtout à la loupe. Poids : 1,330 grammes.

Cœur. — 150 grammes de liquide dans le péricarde en tout semblable à celui de la plèvre. Taches laiteuses anciennes ; arborisations vasculaires à la surface du cœur, sans dépôt fibrineux. Le cœur, en diastole, est gorgé de caillots noirs et mous. Le myocarde est rouge, ferme, normal ; l'endocarde ne présente pas de lésion appréciable à l'œil nu. Poids : 325 grammes. Rien à l'aorte.

Rate. — La rate est énorme et pèse 2,165 grammes. L'enveloppe est épaissie : nombreuses plaques cartilagineuses surtout du côté de la face diaphragmatique. La pulpe splénique est molle, très friable, absolument en bouillie, de couleur marron foncé ; les travées fibreuses de l'intérieur ont paru plus fragiles qu'à l'état normal.

Foie. — Le foie est aussi très volumineux, il pèse 2,480 grammes. La capsule de Glisson est saine. Les coupes, d'une couleur rouge brun uniforme, laissent sourdre une grande quantité de sang ; les gros troncs veineux sus-hépatiques sont aussi gorgés de sang noir. A part cette congestion généralisée, on ne trouve pas de lésion appréciable de l'organe.

Reins. — Les reins sont profondément altérés ; leur surface est irrégulièrement granuleuse, et paraît, suivant les points où on l'examine, chagrinée, framboisée ou mamelonnée. La capsule s'enlève difficilement : elle est épaissie et entraîne avec elle une couche continue de substance corticale ; privée de sa capsule, la surface du rein paraît encore plus inégale et plus granuleuse. Il devient alors facile de voir que les plus grosses granulations sont formées par des kystes, très nombreux en certains endroits et confluents en quelque sorte ; leur volume varie de la grosseur d'un grain de chénevis à celui d'une petite noisette. Ils sont remplis d'un liquide limpide, d'odeur d'urine. Sur les coupes, on trouve encore des granulations et quelques kystes, ces derniers bien moins nombreux qu'à la périphérie et beaucoup plus petits. Le tissu rénal est gris-rougeâtre et même violacé en certains points ; la teinte est assez peu uniforme.

On remarque, en outre, de nombreuses lignes noires, ainsi que de nombreux points de même couleur, dus, sans doute, à des thromboses vasculaires. La substance corticale est très diminuée d'épaisseur, et, dans certains endroits de la périphérie, elle n'atteint pas 2 millimètres. Entre les pyramides de Malpighi, au contraire, son épaisseur est augmentée. Les pyramides sont rouges, violacées et très congestionnées. Le rein droit pèse 170 grammes et le gauche 172. La vessie est vide.

Cerveau. — Les sinus de la dure-mère sont gorgés de sang noir et fluide. Il s'écoule, de l'espace arachnoïdien, une plus grande quantité de liquide qu'à l'état normal, et l'œdème du cerveau ne paraît pas douteux. La pie-mère est comme lavée : les veines de la convexité du cerveau sont turgides ; quelques capillaires de la surface paraissent aussi plus dessinés qu'à l'état normal, mais il n'y a pas trace de méningite. La substance grise corticale et celle des noyaux intra-céphaliques présente une teinte brune, ardoisée, bien plus foncée qu'à l'état normal. Les ventricules contiennent de la sérosité incolore ; leurs parois sont un peu ramollies, sans doute par imbibition. Les plexus choroïdes sont légèrement œdématiés. Le poids total de l'encéphale est de 1190 grammes.

OBSERVATION II

Paludisme en activité. — Albuminurie. — Accès pernicieux comateux. — Mort. Lésions du paludisme. — Gros rein blanc.

Marius Bar., terrassier, 31 ans, né dans les Bouches-du-Rhône, entre à l'hôpital militaire de Philippeville le 28 janvier 1889, à 9 heures du matin ; il meurt dans la soirée du même jour.

C'est sa seconde entrée à l'hôpital pour des fièvres intermittentes qu'il a contractées dans la région de Bône, où il travaillait à des travaux de terrassement. Les premiers accès de fièvre intermittente remontent à 1884, et il ne s'est guère passé de mois que Bar... n'ait eu quelque accès plus ou moins violent.

Cette fois-ci, en pleine santé, il a été pris, la veille du jour où il entre à l'hôpital, d'un violent accès de fièvre, avec un long frisson et claquement des dents ; de toute la nuit, il n'a pu se réchauffer ;

il avait, en outre, dans les reins, des douleurs lancinantes très violentes.

Le 28 janvier, vers 8 heures, il se présente à la visite des indigents, et le médecin l'envoie d'urgence à l'hôpital, où il entre à 9 heures, au moment de la visite.

Le malade est comme hébété et répond très difficilement aux questions qu'on lui pose ; à peine dans son lit, il entre dans un état subcomateux, d'où on ne le tire qu'avec beaucoup de peine. Il peut, néanmoins, uriner facilement ; l'urine émise contient une énorme quantité d'albumine.

La température axillaire est de 39°7. Le pouls petit, mauvais, à 128. La respiration irrégulière à 36.

On pratique deux injections sous-cutanées de quinine et une injection d'éther toutes les heures.

A midi, le coma est profond, et le malade perd complètement connaissance ; il meurt à 7 heures du soir, dans le coma, sans convulsions.

L'autopsie est faite le lendemain à 8 heures du matin.

Le cadavre est celui d'un jeune homme robuste et fortement musclé : il n'y a nulle part trace d'œdème sous-cutané.

Poumons. — Le gauche pèse 710 grammes, le droit 850 grammes. Tous deux sont fortement congestionnés et remplis de sang et de sérosité, que la pression fait sourdre en abondance. Pas traces d'inflammation quelconque ; pas de tubercules ; les fragments nagent facilement en dehors de l'eau. A la coupe, de même que sur la périphérie des organes, on voit de grosses taches pigmentaires plus ou moins confluentes, suivant les points où on les examine. C'est surtout vers le hile que le pigment est abondant.

Cœur. — Poids 265 grammes, absolument normal, de même que le péricarde et l'aorte.

Rate. — Poids 1.610 grammes, très volumineuse, l'enveloppe est cartilagineuse du côté du diaphragme et a jusqu'à 4 millimètres d'épaisseur de ce côté. La pulpe splénique est presque partout très ferme, de couleur rose pâle et striée de raies blanchâtres, constituées par les travées fibreuses de l'intérieur singulièrement épaissies. Mais, au milieu de ce tissu ferme, on trouve des noyaux ramollis, beaucoup plus sombres, où les travées sont très difficiles à voir et où la pulpe est réduite en bouillie. Ces noyaux de ramollissement, sont très nombreux vers le hile, là où l'enveloppe de la rate est le moins épaisse, tandis que la pulpe, fibreuse pour ainsi dire, se voit surtout vers la face supérieure de l'organe.

Foie. — Volumineux, 3.150 grammes. La surface est lisse et la capsule de Glisson, saine. La surface des coupes, d'un rouge brun uniforme, laisse sourdre une notable quantité de sang. Pas d'autre altération appréciable à l'œil nu, à part cette congestion. La vésicule biliaire est remplie de bile noirâtre.

Reins. — Ils sont très gros. Poids, le droit 350 grammes, le gauche 325 grammes. Ils sont lisses et blancs à la surface et se décortiquent facilement. Sur le fond blanc jaunâtre de la substance corticale, se détachent de nombreuses étoiles de Verheyen, congestionnées et gorgées de sang. Les pyramides de Malpighi sont aussi plus foncées et plus congestionnées que le restant du labyrinthe rénal.

Cerveau. — Poids 1.255 grammes. Congestionné à la superficie ; dans la profondeur, pas d'œdème, pas de lésion inflammatoire quelconque.

OBSERVATION III

Paludisme en activité. — Accès pernicieux comateux. — Albuminurie.— Mort.— Lésions du paludisme. — Néphrite chronique.

Alfred Nic...., cultivateur, 25 ans, né dans le Loiret, est apporté sans connaissance dans la salle de médecine de l'hôpital militaire de Philippeville, le 30 octobre 1889, dans l'après-midi. Il meurt dans la nuit sans avoir repris connaissance.

Les renseignements qu'ont donnés ses parents ont permis de reconstituer les grandes lignes de son histoire pathologique.

Nic..., qui habitait en France les environs de Salbris, dans la Sologne, est venu en Algérie, à l'âge de 23 ans. au village de Saint-Charles, près de Philippeville, où il s'était placé comme garçon de ferme.

A Salbris, il avait eu de nombreux accès de fièvre intermittente, qu'il avait soignés par la quinine, et avait pu se rétablir au point de pouvoir s'engager comme volontaire dans un régiment de Paris ! Son temps de service terminé, il vint en Algérie et se fixa à Saint-Charles. Il ne tarda pas d'y contracter de nouveaux accès de fièvre intermittente, mais plus violents que ceux qu'il avait eus en Sologne.

L'accès dont il vint mourir à l'hôpital était le quatrième d'une série d'accès tierces, caractérisés par de violents frissons, une très haute température, pendant l'acmé de laquelle, le malade perdait complètement connaissance et semblait dormir. Quelquefois, on parvenait à le réveiller et à lui arracher quelques paroles, mais, la majeure partie du temps, pendant les accès, il restait longtemps privé de tout sentiment.

Dans la journée du 30 octobre, quand il fut porté à l'hôpital, le coma était profond ; nulle sensibilité, réflexes abolis ; il n'était que trop évident qu'il ne passerait pas la journée. Et de fait, il mourut la nuit suivante.

L'autopsie est faite le lendemain matin à 8 heures.

Cerveau. — La substance grise corticale et celle des noyaux intra-encéphaliques est très foncée, d'une nuance ardoisée manifeste. La pie-mère est gorgée de sang et les coupes font voir un piqueté hémorragique noir très intense. Pas de traces d'inflammation. Poids, 1.110 gr.

Poumons. — Quelques tubercules plus ou moins crétifiés au sommet du poumon gauche. Congestion intense des deux bases ; pas d'inflammation. Poids : poumon gauche, 425 gr., droit, 500 gr.

Cœur. — Le cœur est gros, affaissé, mou, jaunâtre, et le myocarde est manifestement dégénéré. De gros caillots distendent les oreillettes, mais les ventricules sont à peu près vides. Le péricarde est sain. Poids : 365 gr.

Rate. — La rate est énorme et pèse 2.220 grammes. L'enveloppe est très tendue et comme près d'éclater. L'organe est globuleux ; la pulpe est molle, friable, en bouillie, semblable à du sang coagulé, plutôt qu'à de la véritable pulpe splénique.

Foie. — Le foie est congestionné, sans lésion appréciable. Poids : 1.910 grammes. La vésicule est énorme et distendue par une grande quantité de bile.

Reins. — Les reins sont gros, avec des lobes bien dessinés ; on les dépouille facilement de leur enveloppe. Sur les coupes, on note les lésions suivantes : rein droit, poids : 370 grammes ; les pyramides, fortement congestionnées, ressortent sur le fond très pâle du parenchyme presque exsangue. La substance corticale n'est pas hypertrophiée ; elle a une teinte jaune pâle qui paraît indiquer une dégénérescence graisseuse avancée. Cette apparence est plus marquée sur les colonnes de Bertin. On ne trouve les traces d'aucun vaisseau ; mais la muqueuse des bassinets est couverte de fines arborisations. — Rein gauche, 365 grammes ; l'altération est plus avancée et la substance corticale s'est développée aux dépens de la substance médullaire, surtout dans les colonnes de Bertin, qui paraissent avoir absorbé une partie des pyramides : celles-ci sont plus petites et plus écartées qu'à droite.

La vessie contient quelques dizaines de grammes d'un liquide clair, qui se prend presque en masse par la chaleur ; c'est de l'albumine presque pure.

Observation IV

Paludisme en activité. — Albuminurie avec signes d'urémie déjà ancienne. — Accès pernicieux comateux. — Mort. — Lésions du paludisme — Petit rein granuleux.

Jean-Pierre Léo..., 37 ans, détenu aux travaux publics, entre à l'hôpital militaire de Philippeville le 25 novembre 1890, salle 17, lit 3, dans le service des consignés.

Il a eu de nombreux accès de fièvre intermittente dans les divers postes où il a été envoyé, notamment à Aïn-Mokra, aux mines de Mokta-el-Hadid, en 1888 ; à cette époque, il a été porté, sans connaissance, à l'hôpital militaire de Bône, d'où il est sorti au bout de deux mois à peu près guéri de ses fièvres, mais bien affaibli et très anémié. Depuis cet accès pernicieux, il a été sujet à de violentes névralgies, notamment dans la tête ; il lui semblait que sa tête allait éclater ; il vomissait souvent aussi. Le médecin qui le soignait alors à Bône, à l'infirmerie du corps, croyant à des accès de fièvre larvée, lui administra la quinine à haute dose, mais sans succès.

Pourtant, à la suite de quelques purgatifs, répétés coup sur coup, il fut bien amélioré de ses névralgies et il fut envoyé, en septembre 1890, dans les environs de Philippeville pour y travailler dans les chantiers de destruction du phylloxéra. Mais, il y avait un mois qu'il y était, lorsqu'il fut pris à nouveau de vomissements, de maux de tête ; en même temps ses jambes enflèrent à la partie inférieure ; sa face devint bouffie et il ne put continuer à travailler dans les vignes. Le sergent surveillant l'employa aux écritures ; il put encore tenir quelque temps, mais son état ne faisait qu'empirer.

Le 20 novembre, il eut un violent accès de fièvre avec vomissements bilieux ; on lui administra, à son chantier, un ipéca et ensuite de la quinine.

Le 23 et le 24, nouvel accès, chaque jour ; le 25, on l'évacue sur l'hôpital militaire de Philippeville.

25. — C'est le type du cachectique paludéen ; teint pâle, blafard, jaune-paille, muqueuses exsangues : léger œdème de la face et des membres inférieurs.

Quelques râles sous-crépitants fins s'entendent dans la région des deux bases pulmonaires ; un souffle doux à la base du cœur.

Le foie et la rate sont énormes et débordent les côtes d'un bon travers de main. Ni l'un ni l'autre ne sont douloureux à la pression.

L'urine contient une notable quantité d'albumine. T. axillaire, 36°2. Pouls mou, 96. Pas d'accès dans la journée.

26. — Le malade se plaint d'un violent mal de tête et il vomit tout ce qu'il prend dans la journée.

On donne 20 grammes d'eau de-vie allemande et on prescrit le régime lacté absolu. On pratique deux injections sous-cutanées de chlorhydrate de quinine.

27-29. — Les vomissements et le mal de tête continuent ; le malade attribue ces accidents au régime lacté et se refuse absolument à prendre du lait.

30. — Un léger accès de fièvre. T. 38° 7, matin, et 38°, soir. L'albumine est toujours en grande quantité dans les urines.

1-4 décembre. — Un accès par jour, accompagné de violents maux de tête et de vomissements.

Décembre	1er	T. matin	38° 7	soir	40° 1
—	2	— —	36°	—	39° 9
—	3	— —	36°	—	39° 7
—	4	— —	37°	—	40° 6

Dans la nuit du 4 au 5, il est pris de convulsions épileptiques et, à la visite du matin, on le trouve dans le coma absolu.

Il meurt vers 10 heures du matin. La T. était à ce moment de 36° 8.

L'autopsie est faite le jour même, à 2 heures de l'après-midi.

Poumons. — Lourds, gorgés d'un liquide spumeux, roussâtre, qui suinte abondamment des coupes, et surtout quand on presse le parenchyme pulmonaire. L'œdème est surtout abondant dans la partie des organes qui répond aux gouttières costo-vertébrales. Quelques tubercules en voie de ramollissement aux deux sommets, très espacés. Le poumon droit pèse 1.050 gr., le gauche, 800 gr.

Cœur. — Volumineux, poids 425 grammes. Surchargé de graisse ayant subi la dégénérescence gélatineuse. Les cavités sont gorgées de sang déjà coagulé ; les valvules sont saines, mais le myocorde est pâle, jaunâtre, sans consistance ; le doigt n'a pas de peine à le déchirer. C'est évidemment une dégénérescence graisseuse déjà avancée.

Rate. — La rate est énorme et atteint le poids de 3.075 grammes. L'enveloppe est épaissie et cartilagineuse en certains endroits. La pulpe est molle, diffluente, marron-foncé ; les travées de l'intérieur difficiles à délimiter. En un point, il y a même une véritable hémorragie du parenchyme, car, en cet endroit, on trouve une sorte de cavité remplie par un caillot noirâtre, cruorique ; le caillot a la grosseur d'une mandarine. C'est, sans doute, une hémorragie survenue pendant le dernier accès qui a emporté le malade.

Foie. — Le foie est volumineux et pèse 2.990 grammes. La surface est lisse ; mais le parenchyme est plus dur que normalement ; déjà les espaces portes sont épaissis et les travées fibreuses qui accompagnent les vaisseaux portes et l'artère hépatique sont bien plus visibles que normalement ; il y a certainement de la cirrhose hypertrophique en voie d'évolution. La couleur du foie est uniformément brune, tirant un peu sur le gris, de teinte ardoisée. La vésicule biliaire contient un peu de bile fluide et jaunâtre.

Reins. — Les reins sont profondément altérés et tout petits ; le droit pèse 100 grammes, le gauche 85 grammes. Tous deux présentent les mêmes lésions ; ils sont bosselés, granuleux, rougeâtres, très durs. L'enveloppe s'enlève difficilement et la décortication est très laborieuse ; la capsule entraine avec elle une très notable quantité de parenchyme rénal, qui est tout mamelonné et grenu. Ce qui reste de tissu cortical est très aminci, et, par places, n'a pas l'épaisseur de deux millimètres ; c'est une atrophie générale de la substance corticale. Celle-ci est gris rosé, traversée par des lignes noirâtres qui paraissent être des vaisseaux thrombosés ; les glomérules de Malpighi se voient très facilement sous forme de points gris, moins rosés que le restant de la substance rénale dans laquelle ils sont situés. Les pyramides sont très pâles,jaunâtres,amincies,atrophiées, mais dans des proportions bien moindres que le labyrinthe. Les bassinets et la vessie ont paru sains. *

Cerveau. — La pie-mère est comme lavée et il s'écoule, à l'extraction du cerveau, une plus grande quantité de liquide céphalo-rachidien qu'à l'état normal. Les sinus crâniens et les grosses veines superficielles sont gorgées de sang noir et fluide. Les coupes montrent un piqueté noirâtre très abondant. Les plexus choroïdes sont œdématiés. Poids : 1,350 grammes.

OBSERVATION V

Paludisme en activité. — Accès pernicieux comateux. — Albuminurie. — Mort. Lésions du paludisme. — Congestion rénale intense

Louis Red..., soldat aux zouaves, venant du Tonkin, entre en convalescence à l'hôpital militaire de Philippeville le 27 novembre 1888, pour se reposer, avant d'aller en France.

C'est un jeune homme encore robuste,bien qu'anémié par la campagne qu'il vient de faire en Extrême-Orient. Là bas, il a eu de nombreux accès de fièvre intermittente, et deux accès pernicieux à forme convulsive suivis de diarrhée profuse. Il s'est tout de même remis complètement de ces accidents, et, à l'heure actuelle, si ce n'était de la fatigue générale et de l'anémie, il irait tout à fait bien.

L'examen clinique du malade ne révèle rien dans la poitrine, rien au cœur, rien dans les poumons. Le foie et la rate sont hypertrophiés et on sent ces organes très nettement sous le rebord des fausses-côtes. Le tube digestif fonctionne bien et le malade a assez bon appétit.

Il n'y a pas de trace d'albumine dans les urines ; les pieds et les jambes ne présentent pas d'œdème.

Au bout d'un séjour de trois semaines à l'hôpital, le malade allait sortir complètement rétabli pour prendre le bateau de France, lorsque le 16 décembre, il fut pris, à la suite d'une promenade sur la terrasse de l'hôpital exposée au vent du nord, très frais ce jour-là, d'un froid intense qui l'obligea à se coucher. Il grelotta toute l'après-midi et ne mangea rien. La T. était de 39°8, le pouls à 124. On administra 2 grammes de quinine.

Le 17, pas de fièvre, mais hébétude inexplicable ; les urines contiennent un peu d'albumine ; le pharmacien, sur le registre des analyses, avait mis simplement cette mention : « Traces sensibles d'albumine. » On continue la quinine.

Le 18, le malade va mieux et se lève.

Le 20, il retourne sur la terrasse, s'expose de nouveau au froid, est pris d'un violent frisson, qui dure de 6 heures à 9 heures du soir. La température axillaire était à ce moment de 41°6. Le malade avait un délire peu violent et parut s'endormir, au point que l'infirmier de garde ne voulut pas aller chercher l'aide-major de service.

Le 21, à la visite, le malade est sans connaissance, dans le coma et la résolution les plus absolus. La respiration est irrégulière, stertoreuse, à rythme de Cheyne-Stokes ; le pouls est petit, inégal, irrégulier, à 140. On pratique le cathétérisme de la vessie et on retire quelques grammes d'urine qui se prend en masse par la chaleur ; c'est de l'albumine à peu près pure, mélangée à quelques globules de sang.

Ventouses sèches sur toute la poitrine ; ventouses scarifiées dans la région rénale ; injections sous-cutanées d'éther, de caféine et de quinine. Lavements d'eau salée.

Le malade semble sortir quelques instants de son coma pour répondre quelques mots inintelligibles et, peu après, il meurt sans connaissance, à midi.

L'autopsie est faite le jour même à 4 heures de l'après-midi.

Cerveau. — La substance grise présente une teinte ardoisée très marquée ; piqueté hémorragique sur les coupes ; congestion de la pie-mère peu intense. Pas d'autre lésion appréciable à l'œil nu. Poids ; 1,190 grammes.

Poumons. — Pas de lésion appréciable, à part quelques petits tubercules très durs, au sommet gauche. Poids : 450 grammes.

Cœur. — Absolument sain, le myocarde, notamment, est rouge, ferme, sans trace de lésion apparente quelconque ; de même l'endocarde, les valvules et l'aorte. Poids : 275 grammes.

Rate. — Hypertrophiée, poids : 660 grammes ; molle diffluente, gonflée ; la pulpe est d'un rouge brun ; c'est manifestement la rate du paludisme en activité.

Foie. — Légèrement hypertrophié. Poids : 1,655 grammes. Pas de lésion appréciable ; seulement, congestion légère dans le système des veines sus-hépatiques dont la section est plus foncée que le reste du parenchyme. La couleur de l'organe est rouge brun. Quelques grammes de bile dans la vésicule biliaire.

Rien dans l'estomac, le tube digestif et le péritoine.

Reins. — Ils sont gros, violacés et pèsent : le droit, 310 grammes ; le gauche, 290 grammes. Les lésions sont les mêmes des deux côtés et se réduisent à une forte congestion, manifestée sur les coupes par de longues et intenses traînées noirâtres, et sur la périphérie, par l'injection et la turgescence des étoiles de Verheyen, qui sont gonflées de sang. Toute la substance rénale, la corticale comme les pyramides, est d'une couleur violacée, presque noire. Il n'y a pas trace d'inflammation quelconque. La capsule s'enlève très facilement et nulle granulation n'est appréciable à l'œil nu. Les glomérules de Malpighi ont leur aspect normal.

OBSERVATION VI

Paludisme en activité. — Albuminurie scarlatineuse. — Accès pernicieux comateux. — Mort. — Lésions du paludisme. — Congestion rénale intense.

Michel Br..., tailleur d'habits, originaire du département du Gard, 30 ans, habitant Philippeville depuis trois ans, entre à l'hôpital militaire le 20 février 1890, atteint de grippe bien caractérisée. C'était pendant la fameuse épidémie de grippe de 1889-1890, qui sévit à Philippeville, surtout pendant le mois de février 1890. Le malade avait contracté les fièvres intermittentes à Philippeville même, en allant pêcher dans les ruisseaux des environs. La première atteinte du paludisme, remontait à novembre 1889 ; il avait eu d'abord une fièvre continue, qui avait duré une huitaine de jours et pour laquelle, il était venu à l'hôpital. Il en était sorti guéri, mais depuis lors, il avait toujours quelque accès de fièvre, tous les huit ou dix jours. Il ne se soignait pas bien régulièrement, et depuis sa sortie de l'hôpital, il n'avait plus repris de quinine, se contentant pour tout traitement de prendre le quinquina qu'on débite dans les cafés en guise d'apéritif.

Le 18 février, il fut pris d'une violente courbature, avec douleurs atroces dans les jambes et une forte fièvre ; le lendemain, il se mit à tousser ; il fit appeler un médecin de la ville qui diagnostiqua l'influenza et lui donna un billet d'hôpital.

Le 20, à la visite du matin, le malade présente tous les signes de la grippe à forme nerveuse et thoracique ; céphalalgie atroce, douleurs insupportables dans les jambes et dans les lombes, fièvre intense, léger subdélire. Dans la poitrine, quelques râles ronflants, disséminés dans les deux poumons ; rien au cœur, pas d'albumine.

La grippe évolue sans autre incident, et le malade est à peu près guéri le 27 février.

Il y avait, à ce moment, une dizaine de scarlatineux dans le service de médecine, traités dans une salle isolée. Le 2 avril, notre malade est pris d'un violent mal à la gorge et, quelques heures après, l'éruption caractéristique de la scarlatine était constatée sur les épaules et dans le pli de l'aine, des deux côtés. Cette nouvelle affection suivit son cours normalement, et, dès le 6 avril, notre malade ne se ressentait guère plus de sa scarlatine. L'analyse des urines, faites tous les jours par le pharmacien-major, n'avait décelé aucune trace d'albumine.

Le 11 avril, sans que le malade ait quitté son lit, il est pris d'un violent accès de fièvre avec courbature, grand frisson, chaleur intense et sueurs profuses. Pas d'albumine.

Le 12 avril, nouvel accès aussi violent que celui de la veille, la température axillaire est de 40°8. Il n'y avait pas à hésiter, c'était bien un retour offensif du paludisme.

Le 13, pas d'accès, à la suite de deux injections de quinine.

Le 14, le malade a un formidable accès de fièvre, précédé d'un violent frisson d'une demi-heure, pendant lequel il tremblait de tous ses membres, claquait des dents et faisait remuer son lit. A la visite du matin, la température dans l'aisselle était de 41°6. Dans l'aprèsmidi, le malade était affaissé, abattu, somnolent et ne répondait qu'avec peine aux questions qu'on lui posait.

A la contre-visite, comme il n'avait pas uriné depuis le début de son accès, c'est-à-dire depuis deux heures du matin, on le sonde et on retire de la vessie environ 50 grammes d'urine grisâtre, se prenant presque en masse par la chaleur et l'acide nitrique.

Le soir, vers huit heures, le malade était dans un coma profond, absolument sans connaissance, et il mourait le 15, à neuf heures du matin, sans avoir repris ses sens, après avoir présenté quelques trépidations des pieds et des mains, mais sans convulsions généralisées.

L'autopsie est faite le jour même, à trois heures de l'après-midi.

Cerveau. — Le cerveau est fortement congestionné, les sinus de la dure-mère et les grosses veines pie-mériennes sont gonflées de sang noir. Le cerveau ne présente aucune trace d'inflammation, mais les coupes montrent un piqueté noirâtre très abondant et très serré, et une teinte ardoisée des plus manifestes de la substance grise ; les plexus choroïdes sont œdématiés. Poids, 1,220 grammes.

Poumons. — Congestionnés, mais sans autre lésion appréciable. Poids : le droit, 800 grammes ; le gauche, 645 grammes.

Cœur. — Pas de lésion apparente, le myocarde est pâle et le cœur un peu aplati et affaissé ; pas de lésions des valvules, ni de l'endocarde ou du péricarde. Poids, 280 grammes.

Le tube digestif et le péritoine paraissent sains.

Rate. — Poids, 775 grammes, molle, diffluente, en bouillie, toute ronde et près d'éclater. La moindre pression du doigt suffit pour crever la capsule et faire sourdre une sorte de liquide épais, couleur sépia, qui semble être de la pulpe splénique mêlée à du sang. C'est bien la rate d'un violent accès pernicieux.

Reins. — Les reins sont énormes ; poids, le droit, 360 grammes ; le gauche, 370 grammes ; ils sont violacés à la surface et sur les coupes ; tout le réseau veineux appréciable à l'œil nu est gorgé de sang, surtout les veines de Verheyen et les vaisseaux des pyramides; les glomérules de Malpighi sont facilement appréciables ; il n'y a pas encore d'inflammation proprement dite des organes, mais une congestion énorme généralisée.

Foie. — Le foie, qui pèse 1,890 grammes, est congestionné, mais sans lésions appréciables à l'œil nu.

OBSERVATION VII

Paludisme en activité. — Albuminurie. — Artério-sclérose généralisée. — Accès pernicieux comateux. — Mort. — Lésions du paludisme. — Néphrite calculeuse atrophique.

Jean (Ernest), originaire de l'Alsace, cultivateur, venu en Algérie après les événements de 1870, âgé de 47 ans, entre à l'hôpital militaire de Philippeville, le 11 janvier 1891, dans les salles de médecine.

C'est un alcoolique endurci qui paraît avoir beaucoup plus que son âge; il est tout blanc, voûté, cassé. Il a les fièvres depuis plus de vingt ans ; il les a contractées à Aïn-Mokra, où il tenait une cantine dans les chantiers des mines de Mokta-el-Hadid.

Les accès de fièvre dont il est atteint depuis si longtemps sont des plus irréguliers dans leur allure ; il est resté pendant deux et trois ans sans en avoir, et a eu, jusque pendant sept à huit mois, des accès quotidiens contre lesquels toutes les médications ont été mises en œuvre. Puis, il a eu des accès tierces et des accès quartes ; il a eu aussi des fièvres larvées, sous forme de sciatique, guérie par les injections de quinine et les cautérisations ignées.

En 1888, il a eu une cystite pour laquelle il est entré à l'hôpital de Bône ; là, on lui a fait la lithotritie et il est sorti guéri de ses calculs vésicaux et de sa cystite. Depuis, il a eu, presque tout le temps, surtout à la fin de la journée et quand il travaillait un peu trop, de fortes douleurs dans les reins qui l'empêchaient de se lever et parfois même de remuer. Tous les médecins qui l'ont soigné ont été unanimes à lui dire qu'il avait des calculs dans les reins. Il a eu, à maintes reprises, du gravier, de petites pierres, du sang, du pus et de l'albumine dans ses urines.

Il est très intempérant, boit jusqu'à trois et quatre litres de vin par jour, de nombreux petits verres d'eau-de-vie de marc, et autant d'apéritifs, sous forme d'absinthe, que lui permettent ses ressources pécuniaires. Il porte, du reste, tous les stigmates de l'alcoolisme le moins discutable : verbeux, parlant toujours de ses occupations de vigneron, atteint de tremblement des mains et des bras, ne dormant pas deux heures par nuit, ayant les artères des tempes très flexueuses et les radiales dures et peu élastiques ; c'est la synthèse pathologique de l'éthylisme le mieux confirmé. En outre, il a de la dyspepsie acide et une inappétence chronique.

Il est entré une vingtaine de fois dans les différents hôpitaux du département ; c'est la cinquième fois qu'il vient à celui de Philippeville, presque toujours pour des accès de fièvre paludéenne ou pour ses douleurs de reins et sa cystite. Cette fois, c'est la fièvre qui le ramène. Depuis une semaine environ, il sent des frissonnements, dans la matinée, tous les jours ; ces frissons sont suivis de sensation de chaleur et puis de crises de sudation.

Il reste six jours sans fièvre, et puis, les 20, 21 et 22 janvier, il a trois accès de fièvre, formidables, avec anurie presque absolue.

L'urine qu'il émet, environ 120 grammes par jour, est de l'albumine à peu près pure.

20 janvier	T.	matin	41° 1	soir	37° 9
21 —	—	—	40° 9	—	36° 6
22 —	—	—	41° 2	—	35° 8

Ces trois accès ne sont accompagnés d'aucun délire, ni d'aucun accident faisant prévoir un accès pernicieux ; ils furent traités suivant la méthode du service, par les injections concentrées de quinine, la caféine et les lotions tièdes pendant la période d'acmé de l'accès.

Le 23, il n'y a pas une seule goutte d'urine ; un accès très bénin, le thermomètre n'arrive pas à 39° ; le malade peut se lever et boit très bien son lait ; il se sent bien mieux.

Le 24, au matin, toujours à la même heure, vers 2 ou 3 heures du matin, nouveau frisson, constaté par l'infirmier de garde, immédiatement après le frisson, le malade paraît s'endormir en ronflant. A la visite, à 9 heures du matin, le coma est absolu et le malade meurt à 11 heures, sans avoir pu être tiré un seul instant de sa léthargie.

L'autopsie est faite le jour même, à 3 heures du soir.

Cerveau. — Les artères du cerveau sont en grande partie athéromateuses ; il s'écoule, à l'extraction de l'encéphale, une plus grande, quantité de liquide céphalo-rachidien qu'à l'état normal. Tout le système veineux de la dure-mère et de la pie-mère est congestionné et gorgé de sang. La substance grise présente la coloration grise ardoisée, si fréquente dans les accès pernicieux cérébraux. La substance blanche présente le pointillé hémorràgique des fortes congestions. Pas d'inflammation appréciable à l'œil nu. Les plexus choroïdes sont œdématiés, poids, 1.350 grammes.

Poumons. — Congestionnés, œdématiés, surtout vers les bases. Tubercules assez nombreux au milieu des deux lobes supérieurs ; on en trouve également sur la plèvre de la pointe des deux côtés ; ils sont durs, en partie calcifiés. Pas trace d'inflammation quelconconque. Poids : le droit, 895 grammes, le gauche, 900 grammes.

Cœur. — Le cœur, poids 410 grammes, est hypertrophié, dur et surchargé de graisse, le myocarde crie sous le couteau ; il est d'un rouge orangé intense, très consistant ; c'est certainement de la myocardite interstitielle à la période hypertrophique; à l'épreuve de l'eau, toutes les valvules ont été trouvées suffisantes. L'aorte présente de nombreuses plaques d'athérome, confluentes vers la crosse.

Rate. — Très distendue, quoique très dure. Poids, 1,000 grammes. L'enveloppe est cartilagineuse par places ; la pulpe est rose pâle, traversée de nombreux tractus blanchâtres, très épais ; le tissu crie sous le couteau. C'est de la sclérose en masse.

Foie. — Le foie est volumineux, 2.450 grammes, mamelonné en certains endroits, la capsule de Glisson est épaissie; à la coupe, le parenchyme offre une grande résistance ; la surface des coupes dessine des îlots de substance hépatique, gris jaunâtre, limités par des tractus blanchâtres, visiblement formés par des lames de tissu cellulaire sclérosé. La vésicule contient un peu de bile jaunâtre.

Reins. — Les reins sont réduits à une sorte de coque épaisse, sans trace de substance rénale proprement dite ; ils ressemblent à des petits sacs épais, vides, sur les parois desquels se sont incrustés quelques calculs noirâtres des plus irréguliers, anguleux, pointus, présentant les formes les plus bizarres. La coque des deux organes semble formée par du tissu cellulaire sclérosé. Ils pèsent : le droit, 135 grammes, le gauche, 130 grammes.

OBSERVATION VIII

Paludisme en activité. — Albuminurie. — Accès pernicieux comateux. — Mort.
— Lésions du paludisme. — Tuberculose rénale.

Oreste, Lam..., 34 ans, né à Bocognano (Corse), douanier à Stora, près de Philippeville, entre, pour la quatrième fois, à l'hôpital militaire de Philippeville, au mois de décembre 1890, pour des hémoptysies.

Les débuts de son affection pulmonaire datent de deux ans à peine ; en janvier 1889, il fut pris de toux quinteuse, de douleurs entre les deux épaules et de crachements de sang ; en même temps, il maigrissait et s'affaiblissait rapidement de jour en jour. De l'hôpital, on l'envoya en Corse, en convalescence de trois mois, et l'air des forêts du pays natal améliora rapidement sa santé.

Aujourd'hui, c'est un tuberculeux avec lésions ulcéreuses des deux poumons et poussées congestives des plus intenses, qui amènent des hémoptysies abondantes.

Outre son affection tuberculeuse, le malade a très souvent des accès de fièvre intermittente très bien caractérisés, et qu'il n'a jamais été possible de confondre avec des accès de fièvre tuberculeuse. Il a contracté ces accès paludéens dans les marais de La Calle, en 1881, pendant l'expédition de Kroumirie. Depuis lors, il a eu, toutes les années, de forts accès de fièvre; il a pris de la quinine en grande quantité. mais n'est jamais entré à l'hôpital pour cela. Depuis qu'il tousse, les accès de fièvre intermittente sont devenus plus fréquents et aussi plus intenses, et il ne se passe guère de semaine qu'il n'ait un ou deux accès avec violent frisson et température élevée suivis de sueurs profuses. Le malade fait très bien la différence entre les deux genres de fièvre dont il est atteint: la fièvre paludéenne avec laquelle il vit depuis bientôt dix ans, c'est, pour lui, la « fièvre froide et la fièvre chaude », tandis qu'il appelle la fièvre tuberculeuse une « fièvre lente », une « fièvre nerveuse ». On ne pourrait guère mieux dire.

Une particularité des plus remarquables de ce malade, c'est qu'il a toujours été très sensible à l'intervention thérapeutique. On a pu étudier sur lui, en les séparant l'une de l'autre, au moyen d'injections sous-cutanées d'antipyrine ou d'injections de quinine, les manifestations fébriles du paludisme et de la tuberculose : 2 grammes d'antipyrine en injection hypodermique, lui supprimaient pour 36 ou 48 heures ses accès de fièvre tuberculeuse ; 2 grammes de chlorhydrate de quinine administrés de la même manière supprimaient pour une semaine ou deux et quelquefois plus ses accès de fièvre intermittente. Enfin, quand on alliait les deux médicaments, l'une et l'autre pyrexies cédaient d'une façon constante.

C'était un hybride, ou plutôt une juxtaposition de paludisme et de tuberculose évoluant concurremment sur le même sujet et combinant sur le même organisme leurs terribles effets. La lutte ne pouvait évidemment durer longtemps.

C'est ce qu'il était malheureusement trop facile de voir à la quatrième entrée de Lam... à l'hôpital. Les deux poumons étaient criblés de cavernules dans leurs deux tiers supérieurs et surtout à droite : de plus, on entendait à la base droite des bouffées de râles crépitants, signe non douteux d'une congestion intense ; enfin, le malade crachait le sang en abondance.

Le thermomètre oscillait entre 37°5 et 39° depuis son entrée à l'hôpital, 2 décembre, avec sueurs nocturnes et autres signes d'hecticité, quand, subitement, le 17 du même mois, il fut pris d'un violent frisson, qui dura une heure et demie ; le thermomètre monta jusqu'à 41°8 ; il y eut un peu de délire, suivi d'un coma à peu près complet, d'où il ne sortait qu'à force d'insistance dans les questions qu'on lui adressait ; il répondait, du reste, en marmottant quelques paroles à peine intelligibles et retombait aussitôt après dans une torpeur cérébrale complète. Il finit par succomber exactement 21 heures après le début de son accès, 15 heures après le début du coma.

L'analyse des urines avait été faite régulièrement tous les trois jours, à chacune des entrées du malade à l'hôpital militaire de Philippeville ; les trois premières fois, on n'avait jamais rien trouvé ; ce n'est que cette fois-ci que l'analyse décela une notable quantité d'albumine, évaluée à 3 grammes par litre au tube d'Esbach. Le malade urinait très peu du reste, de 600 à 800 grammes par jour.

L'autopsie est faite le 19 décembre à 8 heures du matin.

Cerveau. — Les gros vaisseaux veineux de la surface du cerveau et les sinus de la dure-mère sont gorgés de sang noir et fluide. De nombreuses arborisations vasculaires se voient sur la pie-mère. Mais on ne trouve aucun tubercule, ni à la convexité, ni à la base du crâne ; cependant, le long des branches des deux sylviennes, la pie-mère est légèrement épaissie et blanchâtre. La substance grise est un peu plus sombre qu'à l'état normal ; le piqueté hémorragique des coupes est aussi plus apparent que d'habitude. Les plexus choroïdes sont très gros, comme boursouflés et infiltrés de sérosité louche ; il n'y a pas non plus le moindre tubercule dans ces organes (Poids : 1.375 gr.)

Poumons. — Adhérents dans presque toute leur surface, surtout vers les sommets, où la plèvre épaissie coiffe d'une sorte de carapace fibreuse les deux lobes supérieurs des organes. A la coupe, ce sont des cavernes de la dimension d'une noisette, d'un pois, ou simplement des tubercules crus ou ramollis, infiltrant du sommet à la base toute l'épaisseur des deux poumons. Les lésions les plus avancées s'observent sur les sommets ; à mesure qu'on s'approche des bases, on ne trouve plus que des tubercules ramollis, ou encore indurés ; dans la partie qui avoisine le diaphragme, il n'y a plus de tubercules ; poids : le droit 1.670 grammes, le gauche 1.410 grammes.

Cœur. — Le cœur est petit (poids 210 gr.). Les cavités sont absolument vides ; le myocarde est pâle, mou, dégénéré. Rien aux valvules ni à l'aorte.

Rate. — La rate est volumineuse (poids 1.550 gr.). L'enveloppe présente en maints endroits de larges plaques cartilagineuses en partie calcifiées. La pulpe est mollasse, brunâtre et sillonnée de nombreuses travées fibreuses, sensiblement plus résistantes qu'à l'état normal.

Foie. — Poids 1.410 gr.. Il a son volume normal ; il est mou, pâteux, sans consistance, d'une couleur uniforme mastic ; le doigt, à la pression, y laisse son empreinte et finit par pénétrer dans l'épaisseur du parenchyme qui n'offre aucune résistance C'est évidemment la dernière période de la dégénérescence graisseuse de l'organe. La vésicule du fiel est à peu près vide.

L'estomac, le tube digestif et le péritoine ne présentent aucune lésion appréciable à l'œil nu. On n'a trouvé, notamment, aucun tubercule dans ces divers organes.

Reins. — Les reins sont criblés de granulations tuberculeuses. En certains points de la surface de ces organes, les tubercules sont confluents et se touchent par leurs bords ; ils sont de la grosseur d'une tête d'épingle et très durs ; ils sont grisâtres et ont déterminé à leur périphérie une forte injection du parenchyme rénal, qui forme, tout autour, une sorte d'auréole toute rouge. Dans d'autres points, les tubercules sont isolés et ont le volume d'un gros pois ; ils sont jaunâtres et déjà ramollis à leur centre ; le parenchyme rénal n'est plus irrité et rouge autour de ces tubercules, mais anémié, exsangue, atrophié. Enfin, dans d'autres points, surtout vers la région du hile, on trouve de tout petits abcès gros comme des pois ou de petites noisettes et qui semblent formés par la fonte purulente de granulations et l'ulcération consécutive de la substance corticale. Un de ces abcès, qui siège sur la convexité du rein gauche, a le volume d'une grosse noix.. Les coupes font reconnaître, à l'intérieur des organes, de nombreux tubercules durs, ramollis ou déjà à l'état de fonte purulente, mais ils sont beaucoup moins nombreux qu'à la surface. A part dans le voisinage immédiat des tubercules crus et grisâtres, toute la substance du rein est pâle, jaunâtre, presque de même couleur que les tubercules ramollis, exsangue et manifestement en voie de dégénérescence graisseuse. Cette lésion est généralisée à l'organe tout entier et a envahi non seulement le labyrinthe, mais encore les pyramides de Malpighi. Le rein droit pèse 355 grammes, le gauche, 360 grammes. On n'a rien trouvé d'anormal sur les uretères, la vessie et la prostate. Pas de tubercules dans ces organes.

Dans cette série de huit observations, nous trouvons donc constamment :

A. — Comme symptômes cliniques : 1° un passé paludique des plus incontestables, et des manifestations tout aussi évidentes de paludisme en pleine activité ; 2° l'albuminurie, phénomène des plus importants, et sans lequel nous ne pouvons attribuer un rôle quelconque à l'urémie dans la production du coma ; 3° un accident solennel, formidable, le coma, qui vient terminer un accès de fièvre intermittente et emporte le malade.

B. — Comme lésions anatomo-pathologiques : 1° les lésions du paludisme, absolument évidentes, (des rates et des foies énormes, une imprégnation mélanémique du cerveau, etc.) ; 2° une lésion rénale quelconque, indiscutable, évidente et compromettant au plus haut point la fonction rénale.

C'est cette lésion rénale, cette imminence chronique d'urémie, qui, dans la plupart des cas, est le facteur principal du mal que vient déterminer brutalement un accès de fièvre. La lésion rénale est la cause primitive, l'accès de fièvre est la cause occasionnelle, la cause déterminante. Mais nous avons vu, (obs. V et VI) que, quelquefois, on ne trouve pas une lésion rénale bien avancée, mais simplement une forte congestion, et que cette congestion suffit à créer l'urémie et le coma.

Mais par quel mécanisme ? Voici deux observations qui pourront servir à éclairer la pathogénie et le déterminisme de ces cas.

OBSERVATION IX

Paludisme en activité. — Énorme refroidissement cutané pendant un accès de fièvre. — Coma. — Albuminurie. — Mort. — Lésions de Paludisme. — Congestion rénale intense allant jusqu'à l'hémorragie.

Eugène Spr..., 22 ans, originaire de l'Alsace, détenu à l'atelier des travaux publics n. 6, et occupé à la destruction du phylloxéra, rentre pour la troisième fois à l'hôpital militaire de Philippeville, le 31 mars 1890, après la visite du matin.

C'est un vieux paludéen, qui a contracté un accès de fièvre aux mines du Mokta-el-Madid, à Aïn-Mokra, et qui est entré pour cela deux fois à l'hôpital militaire de Bône. Depuis environ un an, il est, aux environs de Philippeville, occupé à la destruction du phylloxéra. C'est la troisième fois qu'il entre à l'hôpital militaire de cette dernière ville, toujours pour des accès de fièvre intermittente rebelle, mais non pour des accès pernicieux. Ses accès de fièvre sont très réguliers et ont l'allure tierce, depuis qu'il est à Philippeville, tandis qu'à Bône, il avait des accès quotidiens assez mal réglés.

Le dossier clinique de ce malade, qui a près d'une soixantaine de pages, contient les courbes thermiques de huit accès, pendant lesquels le malade a gardé, tout le temps de leur durée, c'est-à-dire, pendant une vingtaine d'heures, deux thermomètres, l'un dans la bouche, l'autre appliqué sur la partie antérieure de la cuisse, au moyen d'un tissu élastique.

Les indications du thermomètre ont été portées, toutes les deux et toutes les cinq minutes, sur une feuille de température. On a ainsi obtenu deux graphiques de la marche de la température, pendant les huit accès de fièvre étudiés ; un de ces graphiques pour la température interne du corps, et l'autre pour la surface cutanée.

Comme le malade avait des accès très réguliers et une sorte d'aura, pendant laquelle il éprouvait un malaise et une tristesse indéfinissables, il était aisé de disposer le thermomètre dès le prélude de l'accès et d'obtenir ainsi le tracé thermographique dès le début de l'ascension de la température. Les sept premiers tracés sont absolument identiques ; ils semblent photographiés les uns sur les autres ; même durée de l'aura et du frisson, 50 minutes exactement ; même inclinaison de la pente ascendante, même plateau, même descente : même hypothermie après l'accès, dans la courbe de la température interne ; même descente primitive pendant le frisson, même ascension consécutive après le frisson, dans la courbe de la température cutanée. Ce qui frappe dans les deux courbes des températures, interne et cutanée, c'est leur divergence du début, et l'écart est à peu près constamment de 5 degrés à son point maximum.

Voici, du reste, le relevé des températures observées dans un des accès étudiés à une entrée antérieure du malade à l'hôpital (accès du 11 novembre 1889) :

Heures	Accidents	T. de la Bouche	T. cutanée (Peau de la cuisse)
3,15 mat.	Aura	38°2	36°9
4,05	Début de l'acc. Frisson	38,4	36,9
4,10	—	38,7	36,8
4,15	—	38,9	36,8
4,20	—	39	36,6
4,25	—	39,2	36,5
4,30	—	39,5	36,4
4,35	—	39,7	36,3
4,40	—	39,8	36,1
4,45	—	40,1	35,6
4,50	—	40,2	35,5
4,55	—	40,2	35,4
5 »	Fin du frisson	40,3	35,6

La température de la bouche monte jusqu'à 41°3 (à 6 h. 20)

La température cutanée remonte peu à peu après le frisson (à 6 h. 20, elle est de 40°8)

On voit que l'écart maximum a été de 4°8, vers la fin du frisson, à 4 h. 55 ; d'habitude, il n'en est pas toujours ainsi, et c'est vers le milieu du frisson que l'écart maximum s'observe ; mais, chez ce malade, le fait était constant, et c'était toujours vers la fin du frisson qu'on observait la plus basse température cutanée. Du reste, dans notre travail actuel, qui vise l'urémie et son déterminisme et non l'étude analytique de la thermographie paludéenne, le fait importe peu. Retenons seulement une chose : c'est que le malade avait eu jusqu'alors des accès de fièvre pendant lesquels l'écart maximum des températures cutanée et centrale était de 5° environ, et que, pendant ces accès, on n'observa jamais de l'albuminurie, ni sopor, ni coma, ni aucun symptôme de perniciosité.

Le 31 mars 1890, à son entrée à l'hôpital, pour la troisième fois, le malade est très pâle, exsangue; il est très fatigué, il a eu, la veille, un violent accès de fièvre avec frisson qui a duré plus d'une heure. Il appelle spontanément l'attention sur ses urines, qui sont troubles et sanguinolentes; l'analyse y révèle une énorme quantité d'albumine et de nombreux globules sanguins.

Le malade est triste, a de sombres pressentiments; il dit à l'aide-major du service que, sûrement, il aura un nouvel accès de fièvre dans la soirée et que ce sera probablement le dernier. C'est dans cet état qu'il resta toute l'après-midi. Vers cinq heures du soir, il sent venir son accès et réclame qu'on lui mette les deux thermomètres pour étudier la marche de la température.

Voici le relevé des températures observées pendant deux heures, de 5 h. 20 à 7 h. 30, pendant la période de frisson, où l'écart maximum entre les deux températures (cutanée et centrale), a atteint le chiffre invraisemblable de 9°7 :

Heures	Accidents	T. de la bouche	T. cutanée (cuisse)
5,20 s.	Aura depuis midi	37°7	37°
5,25	—	37,7	37
5,30	—	37,7	37
5,35	Début du frisson	37,9	37
5,40	Frisson	38,1	36,4
5,45	—	38,4	36
5,50	—	38,7	35,7
5,55	—	38,8	35,1
6 »	—	39,1	35
6,05	—	40,3	34,5
6,10	—	40,7	34,4
6,15	—	40,9	35,1
6,20	—	41	34,9
6,25	—	41,1	35
6,30	Redoublement du frisson	41,3	34,3
6,35	—	41,3	33
6,40	—	41,4	32,8
6,45	—	41,6	32,1
6,50	—	41,6	31,9

6,55	—	41,6	32,5
7 »	—	41,6	33,5
7,05	—Torpeur cérébrale	41,6	34,1
7,10	— Indifférence	41,8	35
7,15	— —	41,8	35,8
7,20	Fin du frisson —	41,8	36,7
7,25	— —	41,8	37,1
7,30	— —	41,8	37,5

La torpeur cérébrale fait place peu à peu au coma, qui est complet à 8 heures 45 ; le thermomètre se maintient, dans la bouche, à 41°8 ; le thermomètre appliqué sur la peau monte vite à 41 degrés et s'y maintient jusqu'à la mort, qui arrive à une heure du matin, sans que le malade ait pu être tiré de sa torpeur et de sa résolution. Quelques instants avant de mourir, il avait aussi présenté quelques convulsions des mâchoires, causées sans doute par la présence du thermomètre dans la cavité buccale, et un relâchement des sphincters (émission d'urine et de matières fécales).

L'autopsie est pratiquée le jour même de la mort, à 10 heures du matin.

Poumons. — Adhérents dans la gouttière costo-vertébrale des deux côtés, par des lamelles celluleuses peu résistantes ; quelques tubercules crus au sommet gauche. A la coupe, il s'écoule une notable quantité de sérosité spumeuse et sanguinolente ; il y a manifestement de l'œdème et de la congestion ; pas trace d'inflammation quelconque. Poids : le droit, 910 grammes, le gauche, 880 grammes.

Cœur. — Mou, aplati, flasque ; myocarde décoloré, visiblement gras. Les cavités droites sont gorgées de sang noir et fluide. Pas de lésions valvulaires, rien à l'aorte. Poids : 275 grammes.

Rate. — Enorme, poids 1750 grammes, boursouflée, comme prête à éclater ; la pulpe est en bouillie noirâtre, mélangée à des caillots sanguins ; il y a eu probablement une hémorragie interstitielle de l'organe.

Reins. — Les reins sont violacés et énormément congestionnés ; ils se décortiquent facilement, et, l'enveloppe une fois enlevée, apparaît un lacis veineux très injecté, surtout les étoiles de Verheyen ; à la coupe, le parenchyme rénal est d'un gris sombre, presque noirâtre, sur lequel se dessinent des traînées d'un noir intense et des points de même couleur. Ces traînées et ces points noirs sont probablement dus à des hémorragies du parenchyme ; les points sont surtout abondants dans la substance corticale, et les traînées dans les pyramides de Malpighi (poids 225 grammes chacun). Les bassinets sont rougeâtres et imprégnés de sang. La vessie contient un liquide sanguinolent qui se prend en masse par les divers réactifs de l'albumine.

Foie. — Poids 2,200 grammes. Hypertrophié, induré par places et visiblement atteint de cirrhose nodulaire déjà avancée.

Cerveau. — La substance grise est d'une teinte ardoisée très manifeste ; piqueté hémorragique très prononcé sur les coupes ; œdème ventriculaire notable ; plexus choroïdes infiltrés. Pas de traces d'inflammation appréciables à l'œil nu. (Poids : 1360 grammes.)

Observation X

Paludisme en activité. — Enorme refroidissement cutané pendant le frisson d'un accès comateux. — Albuminurie. — Mort. — Lésions du paludisme. — Congestion rénale intense.

Paul Mar..., 21 ans, originaire de Paris, détenu à l'atelier de travaux publics n° 6, employé à la destruction du phylloxéra dans les environs de Philippeville, entre à l'hôpital militaire, dans le service des consignés, le 3 février 1891, dans la matinée.

Il était entré une première fois à l'hôpital militaire de Philippeville, en septembre 1890, pour une fièvre rémittente paludéenne, suivie d'accès quotidiens très réguliers. Il avait pris les fièvres, dès son arrivée en Afrique, au mamelon Négrier, campement de la banlieue de Philippeville, et bien connu pour son insalubrité.

Le malade, très intelligent, avait consenti de très bonne grâce à se laisser prendre la température comparative de la cavité buccale et des téguments de la cuisse. On avait pris, en septembre 1890, les courbes de quatre violents accès. L'écart maximum entre la température centrale et la température cutanée avait été alors de 6°1. Il était sorti guéri de l'hôpital après un séjour de deux mois et demi et n'avait jamais présenté de l'albuminurie.

Voici le relevé des températures observées dans l'un de ses derniers accès, à sa première entrée à l'hôpital (22 septembre 1890).

Heures	Accidents	T. de la Bouche	T. cutanée (cuisse)
6,50 mat.	Frissonnement	38°1	37°1
6,55	—	38,1	37,1
7, »	—	38,1	37,1
7,05	—	38,1	37,1
7,10	—	38,4	36,3
7,15	Début du frisson	38,5	36,
7,20	—	38,9	35,8
7,25	—	39,4	35,1
7,30	—	39,9	34,9
7,35	—	40,1	34,7
7,40	—	40,7	34,6
7,45	—	40,9	35,1
7,50	—	40,9	35,8
7,55	—	41,	36,3
8, »	—	41,3	37,
8,05	Fin du frisson	41,5	37,3
8,10	—	41,7	37,5
8,15	—	41,9	37,9
8,20	—	42,1	38,7

Le thermomètre dans la bouche se met à descendre dès 8 h. 30. Les deux températures se rejoignent à 9 h. 05, à 40°7.

A sa dernière entrée à l'hôpital, Mar..., est très anémié ; il a l'aspect terreux du cachectique paludéen ; il tousse légèrement, et on constate des râles sous-crépitants fins d'œdème pulmonaire aux deux bases ; un souffle doux à la base du cœur, se propageant vers le cou, dû sans doute à l'anémie. Le foie et la rate débordent de plusieurs travers de doigt le rebord des côtes. C'est la cachexie paludéenne à allures aiguës ; albuminurie très abondante.

Les 1er et 2 février, il a eu, à son campement, deux violents accès de fièvre, pendant lesquels le thermomètre est monté dans l'aisselle jusqu'à 40°8 et 41°3. Les frissons ont été des plus violents, et le malade, déjà prévenu par son expérience des premiers accès, pense que l'écart entre la température de l'aisselle et celle de la cuisse était bien de 10°. Pendant ces deux derniers accès, il a, en outre, perdu connaissance pendant quelques instants, il était comme engourdi et n'avait pas une notion bien nette du monde extérieur.

Mais le début de ces deux accès lui a fait une profonde impression ;
il s'est senti refroidi jusqu'aux moelles et comme plongé dans un
mélange réfrigérant ; ses dents ont claqué pendant plus d'une heure,
et toutes les couvertures que ses camarades amoncelaient sur son
lit n'ont pu le réchauffer ; puis la chaleur est venue et, avec, la perte
du sentiment. Après cet accès, il ne pouvait plus remuer ses membres et se sentait anéanti, « quand il mourra, ajoutait-il, il ne se
sentira pas certainement plus mal qu'après ces deux accès de
fièvre. »

Le 3 février, quelques heures après son arrivée à l'hôpital, le
malade sent qu'un nouvel accès se prépare et appelle l'aide-major
du service. Les températures suivantes ont été observées pendant
la période de frisson de l'accès.

Heures	Accidents	T. de la bouche	T. cutanée (cuisse)
Midi 30	Aura-frissonnement	38°7	36°9
Midi 35	Céphalalgie violente	38,7	36,9
Midi 40	—	38,7	36,5
Midi 45	Début du frisson	39	36,5
Midi 50	—	39,4	36
Midi 55	Frisson violent	39,6	35,2
1, »	Claquement des dents	39,9	34,6
1,05	Le malade a beaucoup	40,1	34
1,10	de peine à maintenir le thermomètre dans la bouche	40,2	33,7
1,15	—	40,5	33,1
1,20	—	40,7	32,7
1,25	—	40,9	32
1,30	—	41,3	31
1,35	Fin du frisson	41,4	31,9
4,40	Etat sopneux	41,5	32,7

Le thermomètre continue à monter dans la bouche jusqu'à 42°7 ;
sur la cuisse, la température minima observée, 31°, coïncide exactement avec la fin du frisson ; puis, rapidement, le thermomètre remonte, mais ses indications n'arrivent pourtant pas à se confondre
avec la température de la bouche, qui reste toujours plus élevée de
quelques dixièmes de degrés.

Vers 5 heures du soir, l'état du malade est désespéré, et, il meurt
sans avoir pu être sorti du coma, à 8 heures du soir, et sans avoir
présenté de convulsions.

L'autopsie est pratiquée le lendemain matin à 9 heures.

Cerveau. — Poids 1.445 gr. — La pie-mère semble lavée. Les veines superficielles de la convexité sont turgides et gonflées de sang. La substance grise est foncée, ardoisée. Piqueté hémorragique très intense sur les coupes. Œdème énorme des plexus choroïdes ; peu de liquide dans les ventricules latéraux.

Poumons. — Poids, le droit 1.100 gr., le gauche 950 gr. Œdématiés et congestionnés vers les bases ; de nombreux tubercules en voie de ramollissement aux deux sommets ; quelques tubercules crus sur les plèvres, ayant déterminé des adhérences lamelleuses assez fortes ; pas trace d'inflammation quelconque.

Cœur. — Poids 265 gr. ; absolument sain ; le myocarde est un peu pâle et mou. Rien à l'endocarde.

Rate. — Poids 660 gr. ; molle, diffluente, boursouflée, semble près d'éclater ; la pulpe est une sorte de bouillie noirâtre, où l'on ne reconnaît plus les travées celluleuses de la charpente de l'organe.

Foie. — Paraît normal, mais un peu congestionné ; les coupes sont d'un rouge brun ; pas d'inflammation ou de lésion quelconque appréciable à l'œil nu ; poids, 1,600 gr.

Reins. — Poids 195 gr. chacun. Congestionnés, couleur lie de vin, surtout au niveau des pyramides de Malpighi. De nombreuses traînées brunâtres et de nombreux points hémorragiques se distinguent très bien sur les coupes. Les glomérules de Malpighi sont plus faciles à voir qu'à l'état normal.

Si nous rapprochons ces deux observations (IX et X) de ce que nous savons depuis longtemps sur la pathogénie des accès subits d'urémie comateuse, et sur le rôle prépondérant joué par le froid ou une réfrigération suraiguë, nous n'hésiterons pas à voir dans le frisson lui-même, c'est-à-dire dans le premier stade de l'accès intermittent, la cause principale de l'urémie et du coma, qui en est la plus formidable manifestation.

Après ces dix premières observations, qui constituent, pour ainsi dire, la revue nécrologique de la question que nous traitons, nous allons examiner par quels signes cliniques

avant-coureurs, on peut prévoir le coma dans les accès intermittents.

Les observations qui ont été mises à notre disposition pour
étudier les lésions anatomo-pathologiques des accès pernicieux comateux sont toutes tirées de la pratique hospitalière
du docteur Henri Malbot, et nous avons dû prendre dans ces
observations la substance seule nécessaire à notre thèse, car,
pour reproduire les importants dossiers cliniques qu'on nous
a communiqués, il eût fallu écrire un long volume. Rappelons
que les 10 observations précédentes ont été puisées dans une
collection de 41 observations suivies de mort, et où l'on a
observé constamment, pendant la vie, du paludisme, de l'albuminurie et du coma, et, dans les nécropsies, des lésions du
paludisme et une néphropathie quelconque. Nous avons soigneusement éliminé des exemples rapportés les cas qui pouvaient donner lieu à controverse, tels que les cas observés en
plein été chez des gens occupés aux travaux des champs, ou
chez des militaires trouvés sans connaissance sous leur tente ;
il est bien clair que, dans ces cas, bien que l'albuminurie et
la lésion rénale autorisent à invoquer l'origine urémique du
coma final, on pourrait encore soutenir que l'insolation ou le
coup de chaleur ont leur part dans les accidents mortels. Nous
n'avons donc cité que des cas survenus pendant la saison
froide, des cas où l'on ne peut invoquer d'une façon quelconque
l'influence de la chaleur. Nous espérons ainsi avoir fait pas-
ser dans l'esprit de nos lecteurs la conviction profonde qui
nous pénètre, que l'urémie, dans les cas mortels, a une large
part dans la genèse du coma observé dans certains accès pernicieux.

Quelques points de l'histoire clinique des paludéens que
nous avons eu à soigner vont être mis en lumière dans les
observations suivantes, et serviront encore à étayer l'opinion

que nous soutenons, et à montrer le rôle de l'urémie dans des accès pernicieux non suivis de mort.

OBSERVATION XI

Névralgies rebelles chez un paludéen. — Albuminurie. — Accès
pernicieux soporeux. — Guérison

M. X... Jean, meunier, vint me consulter en mai 1895, pour des névralgies rebelles dont il souffrait depuis plus d'un an. Il avait contracté les fièvres en 1891, peu après son arrivée en Algérie, au moulin qu'il exploite encore à l'heure actuelle. Depuis cette époque, il ne s'est guère passé de mois qu'il n'ait eu quelques accès de fièvre plus ou moins violents. Ce sont des accès irréguliers, venant par série de trois à quatre, tous les jours, puis disparaissant pendant plusieurs semaines et revenant ensuite, soit avec le rythme quotidien, soit avec le rythme tierce ou quatre, soit sans rythme bien déterminé. La quinine a réussi chaque fois à couper les accès, à condition d'être prise à fortes doses, 2 grammes environ chaque jour.

En mars 1894, sans qu'il puisse préciser autrement, le malade a commencé à souffrir de névralgies à peu près constantes, et qu'il localisait tantôt sur les tempes, tantôt à la nuque ; d'autres fois, il lui semblait que sa tête allait éclater, ou qu'il portait un poids énorme sur son sommet. En même temps, il était pris d'envie de vomir, et, de fait, quand ces névralgies le prenaient après les repas, il était souvent obligé de vomir tout ce qu'il avait ingéré. Il vit pour cela plusieurs médecins à Constantine, qui lui dirent que c'étaient des fièvres larvées et de la dyspepsie. On lui donna plusieurs traitements à suivre, qui n'apportèrent aucune amélioration à son état.

C'est dans ces conditions qu'il vint me trouver. Je ne parvins pas à débrouiller la cause de ses névralgies et lui conseillai la quinine, à haute dose, en injections hypodermiques, pensant à mon tour avoir affaire à quelque manifestation larvée du paludisme. Vingt jours après, je fus appelé d'urgence chez ce malade, à son moulin ; il avait eu un violent accès de fièvre dans la nuit, et quand j'arrivai près de lui, à 8 heures du matin, il était dans un état très grave, presque sans connaissance, les yeux convulsés en haut, la respiration suspirieuse ; il ne répondait qu'avec beaucoup de difficulté aux questions qu'on lui posait, et retombait tout de suite après dans son sommeil. Je pensai à un accès pernicieux comateux.

Je pratiquai immédiatement trois injections de quinine et fis appliquer dix sangsues aux apophyses mastoïdes, cinq de chaque côté. Le malade revint à lui dans l'après-midi, mais garda une torpeur cérébrale pendant plus de 24 heures. A mes visites suivantes, je pratiquai l'analyse des urines, ce que ni mes confrères, ni moi-même, n'avions fait jusqu'ici ; elles étaient chargées d'albumine.

Je prescrivis le régime lacté absolu et pratiquai encore plusieurs injections de quinine. Les névralgies n'ont pas reparu et, à la moindre alerte, le malade analyse lui-même ses urines et se met spontanément au régime qui l'a une fois sauvé.

OBSERVATION XII

Congestion pulmonaire à répétition prise pour des accès intermittents à forme pneumonique. — Albuminurie. — Accès comateux. — Guérison

Mme Marie-Louise M..., habite depuis une dizaine d'années une localité malsaine, où le paludisme est endémique toute l'année. Elle y a eu, depuis son arrivée, de nombreux accès de fièvre intermittente, pour lesquels elle a fait de longs séjours à l'hôpital civil de Constantine.

En novembre 1896, elle y entre pour la quatrième fois. Elle est, à ce moment, atteinte de violente oppression; il lui semble qu'elle va étouffer. En même temps, elle a des crachements de sang, ou plutôt de mousse sanguinolente, qu'elle compare à des blancs d'œufs battus en neige et qu'on aurait teintés de rouge. De plus, elle est prise chaque matin de violents frissons qui se continuent par des bouffées de chaleur et se terminent par une crise de sueurs profuses. C'est surtout au moment des bouffées de chaleur et immédiatement après l'accès qu'elle a ses crachements de sang. Le médecin qui l'a soignée à l'hôpital lui remet à sa sortie un billet avec le diagnostic : « Accès paludéens à forme pneumonique ».

Le 24 décembre 1896, un mois environ après sa sortie de l'hôpital,

elle est prise d'un violent accès de fièvre avec frisson intense terminé par une perte de connaissance absolue. On m'appelle d'urgence
auprès d'elle; je la trouve daus le coma le plus profond, avec le
rythme respiratoire de Cheyne-Stokes.

Je pratique deux injections de quinine et couvre sa poitrine de
ventouses sèches.

Quelques jours après, je pratique l'analyse des urines, où je trouve
une abondante quantité d'albumine.

Régime lacté absolu pendant un mois et nombreuses injections de
quinine.

La malade va actuellement très bien, malgré une rate volumineuse
que j'ai fait maintenir par une ceinture élastique.

OBSERVATION XIII

Albuminurie intermittente chez un paludéen. — Névralgie sciatique prise pour
une fièvre larvée. — Accès comateux. — Guérison.

M. Alfred Sc..., 45 ans, habitant Philippeville, vient consulter le
docteur Henri Malbot pour une albuminurie dont il est atteint depuis
plus de quatre ans.

C'est un vieux paludéen, au foie et à la rate hypertrophiés, débor-
dant d'un travers de main le rebord des fausses côtes, et qui est
albuminurique depuis l'année 1886. Il a contracté les fièvres intermittentes au village de Damrémont, où il a une propriété qu'il habite
pendant la saison des vendanges.

Il a été soigné par de nombreux médecins qui tous lui ont recom-
mandé le régime lacté, l'albuminurie dont il est atteint paraissant
le péril le plus grave dans son état actuel.

Après quelques semaines de régime lacté, l'albuminurie disparaît
des urines. et le malade, dégoûté du lait, reprend son régime ordinaire. Les pieds ne tardent pas à enfler, le cœur est atteint de palpi-
tations angoissantes et le malade se remet au lait.

Il y a quatre ans que le malade est atteint de cette albuminurie
récidivante, quand il vient consulter le docteur Henri Malbot pour
des douleurs dans le trajet du sciatique gauche.

Comme ses confrères, le médecin consulté diagnostique une forme larvée du paludisme et pratique des injections hypodermiques concentrées de quinine.

Chose curieuse, les urines ne contiennent pas trace d'albumine depuis que le sciatique est douloureux.

Après six injections de quinine, le malade part pour sa propriété de Damrémont, un peu soulagé, mais traînant la jambe. Les urines ne contiennent pas d'albumine au départ du malade.

Quatre jours après, le 29 septembre 1890, on appelle d'urgence le docteur Malbot auprès de son malade, qui, dit-on, vient d'être frappé d'insolation et est dans un état alarmant. M. Sc... est dans le coma le plus profond, la face blafarde, le corps couvert de sueur. Le malade n'a pu se lever du lit, le matin, tant il avait mal à la tête et, la veille, il s'était couché dans un excellent état. Ce n'est donc pas une insolation. Vers 8 heures du matin, il avait été pris d'un violent frisson avec claquement des dents et, une heure après, il avait tout à fait perdu connaissance.

Il s'agissait, évidemment, d'un accès pernicieux comateux.

Injections de quinine, d'éther, ventouses sèches sur toute la poitrine, sangsues aux apophyses mastoïdes. Le malade reprend ses sens peu à peu. Dans la soirée, il peut être considéré hors de danger immédiat.

L'analyse des urines émises après l'accès montrait une énorme quantité d'albumine, beaucoup plus qu'aucune analyse précédente n'en avait jusqu'alors décelé.

Le malade suivit le régime lacté pendant tout l'hiver ; sa sciatique était guérie au bout de huit jours ; c'était donc bien de l'urémie larvée et son accès si formidable, un accès pernicieux comateux urémique.

Ce malade mourut en 1893 d'une maladie de cœur.

OBSERVATION XIV

Paludisme en activité. — Vomissements incoercibles. — Diarrhée chronique. — Albuminurie. — Accès soporeux. — Guérison.

Mlle Jeanne M..., institutrice dans un hameau des hauts plateaux, vint me consulter, en décembre 1896, pour un état gastrique qui la faisait souffrir et l'inquiétait depuis bientôt deux mois.

Cette jeune fille, âgée de 21 ans, avait conctracté les fièvres à l'Oued-Zenaté, chez des parents où elle avait passé quelques jours de vacances en septembre 1895. Depuis, elle n'avait jamais réussi à se guérir complètement, malgré de fortes doses de quinine.

En novembre 1896, à la suite de prises de quinine un peu trop fortes, du moins à ce qu'elle prétend, elle avait été prise de vomissements à peu près incoercibles qui ne lui permettaient pas de garder le moindre aliment. En même temps, elle allait jusqu'à 6 et 8 fois par jour à la garde-robe, en diarrhée ; elle ne rendait absolument que de l'eau, par le haut comme par le bas ; elle était dévorée d'une soif inextinguible, et ses forces l'abandonnaient complètement. Elle était d'une maigreur et d'une pâleur effrayantes, et semblait ne pas devoir résister longtemps au mal qui la terrassait.

Depuis que ces accidents gastro-intestinaux étaient apparus, il y avait eu un peu plus de répit dans les accès de fièvre, mais ils n'avaient pas complètement disparu.

Quand la malade vint me trouver, je ne savais pas au juste à quoi attribuer les vomissements et la diarrhée, et je la priai de me faire crédit quelques jours pour me permettre d'étudier son cas. En même temps, je me fis envoyer de ses urines. Elles contenaient une notable proportion d'albumine, que je me proposais de faire doser par un pharmacien, quand je fus appelé d'urgence auprès de ma malade, le 24 décembre, dans l'après-midi.

Elle avait eu un violent accès de fièvre dans la nuit, et depuis que l'accès était terminé, elle ne faisait que dormir en respirant bruyamment. Elle répondait à peine aux questions qu'on lui posait et retombait aussitôt dans son sommeil. La famille, qui avait d'abord regardé ce sommeil comme d'un bon augure et comme un signe de guérison de l'accès de fièvre, avait fini par s'inquiéter et m'avait fait appeler.

Je trouvai la jeune fille très pâle, le pouls faible, très mou ; la sensibilité très émoussée, la respiration suspirieuse, dans un état inquiétant. Il fallait insister beaucoup pour la tirer de son sommeil et aux questions qu'on lui posait, elle faisait des réponses qui n'avaient pas de sens. Evidemment, il s'agissait d'un accès pernicieux soporeux chez une albuminurique ; les vomissements et la diarrhée dont souffrait la malade étaient bien de l'urémie chronique. Injections de quinine, d'éther et de caféine, sangsues aux apophyses mastoïdes. La malade sort de son état subcomateux vers 10 heures du soir ; mais elle reste longtemps comme hébétée et ivre.

Dans la suite, le régime lacté absolu et de nombreuses injections sous-cutanées de quinine ont complètement guéri la malade de son urémie et de son paludisme. Depuis lors, elle a quitté la localité insalubre qu'elle habitait et elle n'a cessé de très bien se porter.

OBSERVATION XV

Névralgies rebelles chez un paludéen. — Accès convulsif et comateux. — Albuminurie. — Guérison.

En septembre 1896, je fus appelé d'urgence auprès de M. Alexandre X..., 52 ans, qui, après un violent accès de fièvre intermittente, avait été pris de convulsions et était tombé ensuite sans connaissance.

C'était un de mes anciens clients, que j'avais soigné bien des fois déjà pour des manifestations fébriles du paludisme.

Cet homme, un buveur, avait en outre, depuis plusieurs mois, de violentes névralgies frontales, qui l'obligeaient à cesser tout travail et à se coucher pendant des journées entières. Il avait consulté pour cela plusieurs médecins, qui, tous, avaient diagnostiqué des fièvres larvées et lui avaient ordonné de fortes doses de quinine, mais sans grand succès.

Quand j'arrivai auprès de lui, le 9 septembre 1896, je le trouvai sans connaissance, très pâle, la respiration ronflante et irrégulière. La famille me raconta que, depuis une semaine environ, ses névralgies étaient devenues intolérables, que, à la suite d'une purgation d'eau-de-vie allemande, il s'était senti amélioré, mais qu'un accès de fièvre était intervenu et l'avait plongé dans cet état. Je pratiquai des injections sous-cutanées de quinine et fis faire de fortes frictions sur tout le corps.

Le malade revint à lui quelques heures plus tard. Les urines, que j'analysai dès le lendemain, contenaient une forte proportion d'albumine.

Régime lacté absolu pendant plusieurs semaines ; injections hypodermiques de quinine souvent répétées ; quelques drastiques.

Le malade n'a plus eu la moindre névralgie ni d'autre accès de fièvre.

OBSERVATION XVI

Dyspepsie chronique avec vomissements chez un paludéen. — Albuminurie. —
Accès soporeux. — Guérison.

M. X..., 61 ans, grand propriétaire des environs de Philippeville,
vint consulter le docteur Henri Malbot dans son cabinet, à plusieurs
reprises, pendant le courant des années 1895 et 1896 pour des
troubles dyspeptiques dont il était atteint depuis longtemps.

C'était un vieux paludéen, au foie et à la rate très hypertrophiés,
et que, chaque année, une saison à Vichy rétablissait d'une
manière très satisfaisante. Les accès de fièvre intermittente se
faisaient de plus en plus rares et le malade en était quitte pour
quatre ou cinq accès de fièvre par an. Aujourd'hui, ce qui le tracas-
sait le plus, c'était une dyspepsie continuelle caractérisée par des
lourdeurs d'estomac, parfois même des douleurs gastriques assez
fortes et des vomissements pituiteux survenant plusieurs fois par
jour. Le malade étant très sobre, il fallut bien rejeter l'intervention
de l'éthylisme dans les accidents qu'il présentait. On mit tout sur
le compte du paludisme, du foie, et surtout de la quinine que le
malade avait largement ingérée depuis une dizaine d'années. Les
régimes et les remèdes les plus variés n'avaient produit aucune
amélioration durable dans son état.

J'ajoute qu'à Vichy, à Philippeville et à Constantine, ses urines
avaient soigneusement été analysées et que jamais on n'y avait
trouvé trace d'albumine.

En octobre 1896, notre malade vint à Constantine en qualité de
juré à la cour d'assises. Il eut, à son hôtel, deux accès de fièvre
intermittente légère, avec frisson, chaleur et sueurs, et pour lesquels il fit appeler le docteur Malbot.

Celui-ci fit de nouveau un examen d'urines et trouva des traces
notables d'albumine. Il conseilla au malade le régime lacté mixte,
c'est-à-dire de boire aux repas du lait au lieu de vin. Le malade se
refusant à prendre de la quinine, on lui donna une solution d'arsé-
niate de soude à prendre à chacun de ses repas.

Le 17 octobre, le malade fut pris d'un violent accès de fièvre (le troisième depuis son arrivée à Constantine) avec frisson intense et claquement des dents. Après son accès, le malade fut plongé dans une sorte d'hébétude, avec tendance irrésistible au sommeil ; il ne répondait pas ou répondait mal aux questions qu'on lui posait et retombait aussitôt dans un état subcomateux.

Ventouses sèches sur toute la poitrine, dix sangsues aux apophyses mastoïdes, de chaque côté, soit vingt sangsues en tout ; injections sous-cutanées de quinine et de caféine. Le malade était revenu complètement à lui au bout de deux heures. Régime lacté absolu dans la suite ; nombreuses injections hypodermiques de quinine. Disparition rapide des accidents dyspeptiques.

A mon sens, ces observations ne peuvent laisser aucun doute dans l'esprit du lecteur sur le rôle que peut jouer l'urémie dans le coma de certains accès pernicieux. L'urémie, dans tous les cas, existe déjà, mais est méconnue ; l'accès intermittent arrive, qui sert de réactif à l'empoisonnement, en exagère les manifestations et le rend évident. Celui-ci, à son tour, réagit sur la manifestation fébrile du paludisme, et d'un accès simple ou bénin fait un accès grave, un véritable accès pernicieux : c'est bien l'accès pernicieux comateux urémique. La clinique se trouve maintenant en concordance parfaite avec les lésions anatomo-pathologiques observées dans les dix premières observations.

Nous allons voir, dans les quatre observations suivantes, que le traitement par les émissions sanguines peut, dans certains cas, avoir les effets les plus inespérés et sauver des malades atteints d'accès comateux. Or, personne ne prétendra que les émissions sanguines agissent sur le paludisme ; nous ne sommes plus au temps de Broussais et de Bailly ; mais tout le monde sait qu'elles sont le traitement le plus héroïque des manifestations comateuses de l'urémie.

Observation XVII

Accès pernicieux comateux. — Albuminurie. — Urémie. — Large émission
sanguine. — Guérison.

Yves Kar..., 25 ans, soldat au 3ᵉ régiment de zouaves, est apporté
sans connaissance dans le service de médecine de l'hôpital militaire de Philippeville, le 11 octobre 1887.

Ce soldat avait contracté les fièvres intermittentes en juillet 1887,
dans les environs de La Calle, où il était employé à surveiller les
forêts. Depuis lors, il avait eu quelques accès de fièvre plus ou
moins violents qu'on avait traités à l'infirmerie.

Après une marche pénible exécutée par la garnison, le 10 octobre,
il avait ressenti une grande fatigue et s'était couché dans l'après-
midi, en se faisant porter malade. Le soir, il a eu un violent accès
de fièvre avec frisson d'une heure de durée ; le caporal d'infirmerie
constate 41°1 dans l'aisselle. Mais, le malade ne se trouvant pas trop
mal, on attend au lendemain pour l'envoyer à l'hôpital. Dans la nuit,
il perd connaissance, et ses camarades, au réveil, le trouvent étendu
sur son lit, la face livide et dans la résolution la plus complète.

A six heures du matin, l'aide-major de service le trouve dans le
coma le plus absolu ; aucune excitation ne parvient à le tirer de sa
léthargie. Le pouls et la respiration sont très irréguliers. La température est de 39° dans l'aisselle. En examinant le malade, on s'aper-
çoit que la vessie est à moitié pleine ; par le cathétérisme, on extrait
300 grammes environ d'urine grisâtre, contenant une grande quantité d'albumine. L'urémie ne paraît pas étrangère au coma.

Dix sangsues à chaque apophyse mastoïde ; injection de quinine,
d'éther et de caféine.

A huit heures, au moment de la visite, le malade, toujours dans le
coma le plus profond, respire néanmoins plus largement ; le pouls
est plus fort et plus régulier. Le sujet étant jeune et vigoureux, on
ouvre la veine au pli du coude et on retire 300 grammes de sang.
C'est une résurrection véritable qui s'opère immédiatement après la
saignée. Le soir, le malade paraît hors de danger.

Par les sangsues et la saignée, on avait bien soustrait au malade
500 grammes de sang.

Régime lacté jusqu'à cessation de l'albuminurie ; nombreuses injections de quinine.

Le malade part, un mois après, en congé de convalescence, complètement remis de sa formidable secousse.

OBSERVATION XVIII

Accès pernicieux comateux. — Albuminurie. — Urémie. — Saignée copieuse.
Guérison.

Le 1ᵉʳ octobre 1899, on amène à l'hôpital militaire de Philippeville le nommé Salah-ben-Mekki, trouvé sans connaissance sur la route de Filfila, dans la matinée.

C'est un indigène d'une vingtaine d'années, venu quelques jours auparavant dans le service de médecine pour des accès palustres qu'il avait contractés au camp des Zouaves en travaillant à une conduite d'eau de la ville. Il avait quitté l'hôpital après deux jours de traitement parce qu'on lui faisait des injections sous-cutanées de quinine et que cette médication n'était pas de son goût (26 septembre).

Les accès qu'il avait présentés à ce moment étaient de forts accès, 40°8 et 41°7 dans l'aisselle, sans allures pernicieuses. Il n'y avait pas d'albumine dans les urines. Quand on rapporta le malade à l'hôpital, le 1ᵉʳ octobre, il était dans le coma le plus profond ; respiration stertoreuse, pouls dur, irrégulier.

La vessie contient environ 250 grammes d'urine foncée, chargée d'une forte proportion d'albumine.

On porte le diagnostic d'accès pernicieux comateux urémique. Injections de quinine, d'éther, de caféine ; la poitrine est couverte de ventouses sèches et on pratique au pli du coude une saignée de 400 grammes, malgré la pâleur terreuse du malade.

Deux heures après, le malade reprenait connaissance et sortait guéri au bout de huit jours. Cette fois encore, le malade demanda à sortir parce qu'on ne le soignait pas au gré de ses désirs ; le régime lacté exclusif n'ayant pas été supporté, on avait donné des aliments avec du lait comme boisson aux repas et fait usage de drastiques (eau-de-vie allemande).

Le malade revint à l'hôpital l'année suivante pour des accès de fièvre, mais non pour des accès pernicieux ; il n'y avait pas d'albumine dans ses urines à ce moment-là.

OBSERVATION XIX

Accès pernicieux comateux. — Albuminurie. -- Urémie. — Abondante
émission sanguine. — Guérison.

Jean-Marie Cho..., détenu à l'atelier de travaux publics de Bougie, employé à la construction du village de Richelieu, est apporté à l'hôpital militaire de Djidjelli, en juin 1891, dans un état des plus alarmants.

Le sergent qui l'accompagne raconte que, depuis une dizaine de jours, Cho... a des accès de fièvre journaliers très violents, accès se manifestant tout d'abord par un grand frisson, puis par une chaleur intense et finissant par une sueur abondante. L'entrepreneur pour lequel travaillent les détenus lui a donné de fortes doses de quinine, mais le malade n'a pu la supporter ; il vomissait, du reste, tout ce qu'on lui donnait : remèdes, aliments, boissons.

Le 17 juin, il fut évacué sur Djidjelli dans une prolonge du train des équipages. A la dernière étape, il fut pris d'un accès plus violent que les autres, à la suite duquel il perdit connaissance. C'est dans cet état qu'il entre à l'hôpital militaire de Djidjelli, le 20 juin.

La perte de connaissance et la résolution sont complètes ; le coma, avec stertor, dureté et irrégularité du pouls, absolu. Aucune excitation ne parvient à faire remuer le malade qui est comme un véritable cadavre.

Il ne peut y avoir de doute ; c'est bien un accès pernicieux comateux. Comme le malade présente un léger œdème des malléoles et des jambes, on pratique le cathétérisme pour avoir un peu d'urine à analyser. Les quelques grammes d'urine extraits de la vessie se coagulent en masse par la chaleur ; c'est de l'albumine à peu près pure.

On pratique des injections de quinine, d'éther, de caféine ; on administre aussi des lavements d'eau salée. En même temps, on met derrière chaque oreille cinq sangsues, qu'on remplace au fur et à

mesure qu'elles tombent. On entretient l'écoulement de sang pendant seize heures, jusqu'à ce que le malade sorte peu à peu de sa
léthargie. La perte totale de sang peut être évaluée à 500 grammes.

Régime lacté absolu ; injections de quinine. Le malade n'a plus eu
d'accès de fièvre après celui qui a failli l'emporter. L'albuminurie a
duré 48 jours. Le malade a fini par guérir, conservant une faiblesse
générale très grande. Il retourna à Bougie, au mois d'octobre suivant, dans un état très satisfaisant.

OBSERVATION XX

Accès pernicieux comateux. — Albuminurie. — Urémie. — Saignée copieuse. —
Guérison.

Le 11 septembre 1891, on amène de Taher à l'hôpital militaire de
Djidjelli M. S..., propriétaire sur les bords de l'Oued-Nil, atteint de
fièvres intermittentes graves.

Le malade, âgé de 27 ans, habite depuis cinq ans la vallée très
insalubre de l'Oued-Nil, où il a créé une exploitation agricole. Il a
eu de nombreux accès de fièvre intermittente et a dû entrer une
fois déjà à l'hôpital pour s'en débarrasser.

Pendant tout l'été de 1891, il a eu de violentes névralgies faciales,
paraissant revenir à époques fixes et qu'on a prises pour des excès
de fièvre larvée ; on lui a donné alors beaucoup de quinine, mais
sans grand succès. Depuis le commencement d'août, il souffre, en
outre, de dyspepsie continuelle caractérisée par des vomissements
pituiteux survenant toute la journée, sans périodicité aucune, et par
une difficulté énorme à digérer quoi que ce soit. Il attribue ces troubles dyspeptiques à la grande quantité de quinine qu'il a absorbée.

Enfin, le 7 et le 9 septembre, il a été pris d'un violent accès de
fièvre, avec frisson intense et vomissements bilieux incoercibles.
Ces deux accès de fièvre ont été suivis de torpeur cérébrale et de
somnolence invincible qui ont fortement inquiété l'entourage du
malade.

Quand le malade arrive à l'hôpital, il est dans un état de faiblesse
extrême ; il n'a pas de fièvre, mais est dans un état nauséeux conti-
nuel, il ne peut rien garder des boissons qu'il absorbe avec avidité ;
pas le moindre appétit.

Il prévient qu'il aura probablement encore un accès de fièvre le lendemain 17 septembre, car ses accès reviennent depuis quelque temps tous les deux jours. Il est très pâle, d'une couleur terreuse ; sa rate et son foie, faciles à sentir au niveau du rebord des côtes, ne sont pas beaucoup hypertrophiés.

L'analyse des urines révèle une notable quantité d'albumine.

On fait, préventivement, trois injections de quinine et on prescrit du lait et de l'eau de Vichy, que le malade vomit aussitôt après l'ingestion.

Le 11, à 4 heures du matin, le malade est pris d'un violent frisson et, peu après, le thermomètre marque, dans l'aisselle, 41°4. En même temps, il tombe dans une somnolence d'où on ne le tire qu'avec beaucoup de peine. Il répond encore aux questions qu'on lui pose ; mais, 7 heures après le début de l'accès, il est dans un coma profond avec respiration tantôt suspirieuse, tantôt stertoreuse.

En présence de l'albuminurie constatée la veille, on pense que l'urémie vient compliquer le paludisme ; on pratique, à l'avant-bras, une saignée de 350 grammes et on applique 5 sangsues derrière chaque oreille. Les sangsues sont remplacées à deux reprises, en sorte qu'on applique en tout trente sangsues. Au bout de 2 heures, par la saignée ou par les sangsues, le malade a bien perdu 500 à 600 grammes de sang.

A 4 heures de l'après-midi, le coma cesse ; l'hébétude est beaucoup moins forte qu'on ne pourrait le craindre après ces formidables secousses, et le malade paraît hors de danger immédiat à 6 heures du soir.

Le lendemain, on donne un drastique énergique, 40 grammes d'eau-de-vie allemande et quelques verres de lait.

Les vomissements diminuent peu à peu.

Nombreuses injections de quinine et diète lactée absolue.

Au bout de huit jours, le malade est complètement métamorphosé. Ni névralgies, ni vomissements, ni dyspepsie.

Le 1er octobre, il quitte l'hôpital, complètement guéri.

Il est inutile de multiplier les exemples : comme l'anatomie-pathologique, comme les symptômes cliniques, le traitement des accès pernicieux comateux par les émissions sanguines largement pratiquées nous autorise à penser que certains de ces accès tirent toute leur gravité des phénomènes urémiques qui les accompagnent : il y a donc lieu de décrire une forme comateuse d'accès pernicieux où l'urémie joue le principal rôle, un accès pernicieux comateux urémique.

CHAPITRE III

DESCRIPTION DE L'ACCÈS PERNICIEUX COMATEUX URÉMIQUE

Les faits que je viens de rapporter ont leur éloquence et me permettent d'être bref dans la description de l'accès pernicieux comateux urémique tel que je le conçois. Je tiens tout d'abord à avouer bien sincèrement que je ne tiens pas du tout à la rubrique sous laquelle je décris ces accès. La nomenclature des accès pernicieux est déjà très longue, et il n'est pas bien nécessaire d'en éditer une nouvelle espèce. J'ai tenu seulement, et avant tout, à mettre en lumière le rôle prépondérant de l'urémie dans la genèse du coma de certains accès pernicieux, rôle complètement ignoré ou laissé dans l'ombre par les auteurs. C'est à la chose et non à la lettre, à la cause et non au mot, à l'étiologie et non à la terminologie, que j'ai voulu m'attacher ; et, si l'épithète d'*urémique* revient souvent sous ma plume, c'est que, d'abord, je la crois parfaitement légitime et qu'ensuite, elle m'évite de longues circonlocutions.

SYMPTÔMES

Dans la pratique, on assiste rarement à l'accès pernicieux comateux urémique complet, et quelque scène du drame échappe presque toujours au clinicien ; les observations rapportées plus haut le prouvent bien. La plupart du temps, l'accès comateux urémique commence comme un accès ordinaire et rien ne fait prévoir la formidable complication qui va surgir.

Quand le médecin est appelé, il se trouve généralement devant un malade sans connaissance et dans un état de résolution à peu près absolue. Parfois, il y a quelques contractions partielles, du trismus, des grincements de dents, du strabisme ; la sensibilité générale et les sensibilités spéciales, ouïe, odorat, etc., sont plus ou moins abolies, quelquefois tout à fait éteintes.

Les contractions cardiaques sont plus ou moins modifiées, tantôt accélérées et renforcées, tantôt ralenties et affaiblies.

Le pouls est très variable aussi. La respiration suit les mêmes fluctuations, tantôt absolument naturelle avec son rythme normal, tantôt fréquente, tantôt ralentie, suspirieuse, stertoreuse, irrégulière ou présentant le rythme de Cheyne-Stokes.

La face est toujours plus ou moins pâle. Cette pâleur est une des notes caractéristiques des accès paludéens pernicieux; la déglobulisation intense qui se produit explique suffisamment la constance de ce symptôme.

Souvent, il y a relâchement des sphincters anal et vésical ; parfois rétention des matières fécales et de l'urine. Cette dernière éventualité doit être soigneusement étudiée pour permettre l'analyse des urines et la recherche de l'albumine.

En définitive, ce qui domine, c'est le syndrome clinique appelé *coma*, plus ou moins profond, plus ou moins prolongé. L'élévation thermométrique, à cette période de l'accès, en plein coma, est un des signes les plus inconstants. On observe en effet, pendant la période comateuse, les températures les plus diverses, depuis 42° jusqu'à 35° et même au-dessous. Quand on a pu suivre le malade depuis longtemps déjà, étudier les phénomènes précurseurs de l'accès comateux urémique et toutes les phases de ce dernier, voici, en général, ce qu'on observe : le malade est un paludéen en pleine. manifestation active de son intoxication; il est sous la menace d'un accès pernicieux à brève échéance, puisqu'il vient d'avoir un ou plusieurs accès intermittents, réguliers ou irréguliers. Il est exceptionnel, en effet, que l'accès comateux urémique se présente d'emblée, comme première manifestation du paludisme ; mais le fait peut s'observer chez un brightique exposé à l'intoxication palustre. En pratique courante, l'accès urémique est toujours précédé de quelques accès, la plupart du temps très violents et à frissons intenses.

En même temps, le malade présente certains symptômes d'urémie confirmée ou d'urémie larvée, tels que névralgies, phénomènes dyspeptiques, vomissements, diarrhée, etc.

Les névralgies les plus fréquemment observées sont la céphalalgie avec toutes ses modalités cliniques, depuis la simple lourdeur frontale jusqu'aux paroxysmes les plus douloureux qui semblent broyer le crâne. Dans un cas, nous avons vu une sciatique rebelle masquer l'urémie.

Les troubles gastriques sont aussi très fréquents, le vomissement surtout ; d'abord pituiteux, revenant le matin à la manière des vomissements de la dyspepsie alcoolique, ils deviennent bilieux, puis alimentaires ; dans certains cas, le malade ne peut garder aucun aliment solide ni aucun boisson. La diarrhée n'est pas rare, séreuse ou bilieuse, toujours à l'état chronique.

Tous ces accidents ne sont presque jamais rapportés à leur véritable cause si l'on oublie d'analyser les urines et de rechercher l'albuminurie. Cette dernière complication est, en effet, constante dans l'accès comateux urémique, et c'est elle qui amène le terrible accident de la fin de l'accès. Quelquefois, l'albuminurie est déjà ancienne ; elle peut dater de plusieurs mois, de plusieurs années même et le malade est en imminence chronique d'urémie. Quelquefois, cependant, l'albuminurie n'apparaît qu'avec l'accès comateux ; il faut alors, de propos délibéré, la chercher pour soupçonner l'urémie et la véritable cause du coma.

L'accès comateux urémique, une fois déclaré, commence toujours par un frisson des plus intenses, avec refroidissement très marqué des téguments. Nous avons vu qu'il peut y avoir un écart énorme, allant jusqu'à 10°, entre la température de la bouche et celle de la peau de la cuisse, par exemple. Le frisson peut durer une heure et même davantage ; pendant ce temps, le sang, chassé de la surface cutanée, afflue en abondance vers les organes internes, surtout dans les reins ; la congestion de ces organes gêne la fonction urinaire, si elle ne l'annihile complètement, d'où augmentation de l'albuminurie préexistante, ou bien apparition de l'albuminurie, si elle n'était déjà apparue. Le thermomètre atteint presque constamment des chiffres immédiatement inquiétants, 41° et même 42°. Le coma, qui imprime à l'accès paludéen un cachet si spécial et une allure si dangereuse, peut commencer non pas seulement quand la température atteint son acmé, mais encore à toutes les phases de l'accès. Rarement, le coma est le premier symptôme de l'accès. Le plus souvent, il apparaît quand la température est très élevée, ou quand elle commence à descendre, quand, en un mot, l'urémie et l'exagération de la température ont sidéré les centres nerveux.

Nous venons de voir les caractères principaux du coma observés dans les accès pernicieux urémiques, et nous n'insisterons pas davantage sur ce point.

Dans les cas heureux et terminés par la guérison, le coma cesse tantôt brusquement, comme nous l'avons vu, soit après une intervention heureuse, une large saignée par exemple, soit spontanément ; tantôt il fait place à un état subcomateux ou au sommeil suivi d'hébétude, d'étonnement ; le malade, dans ces cas, parcourt tous les degrés d'une gamme descendante abou-

tissant à l'état normal. Le coma peut durer jusqu'à 50 heures,
comme nous l'avons observé dans un cas qui a fini par la guérison.

La durée du coma terminé par la mort est en général plus
courte ; le malade meurt sans connaissance, dans la résolution
la plus complète, comme dans l'hémorragie cérébrale fou-
droyante. Quelquefois, il y a, avant la mort, quelques convulsions plus ou moins limitées. Mais, bien rarement, le coma est
véritablement foudroyant et tue le malade au bout d'une heure.
La moyenne observée dans les cas mortels varie de 10 à 24
heures.

. Quand le malade est tiré sain et sauf, une première fois, de
sa formidable secousse, il est dans un état de faiblesse et d'aglo-
bulie extrême. Alors, si une thérapeutique rationnelle et active
n'intervient pas pour le mettre à l'abri des manifestations réci-
divantes de son paludisme et de son urémie, on peut être certain que le deuxième accès urémique l'emportera rapidement,
dans le même cortège de symptômes.

ETIOLOGIE — PATHOGÉNIE

Les conditions étiologiques des accès comateux urémiques
sont, dans leurs grandes lignes, évidemment les mêmes que
celles du paludisme. On comprend en outre qu'il faille l'intervention d'une lésion rénale, soit chronique, comme une néphrite,
soit aiguë ou suraiguë, comme une congestion, pour produire
l'insuffisance urinaire et l'intoxication urémique. Paludisme et
gêne de la fonction urinaire avec ou sans néphrite, telles sont
donc les deux conditions fondamentales de la production de
l'accès pernicieux comateux urémique.

Mais les manifestations de ces deux facteurs pathogéniques,
qui peuvent rester longtemps à l'état virtuel, sont puissam-

ment aidées par l'intervention de circonstances fortuites et
tout éventuelles parmi lesquelles l'influence du froid, le refroidissement, occupe la première place. Ainsi, en réunissant les
chiffres de ma pratique personnelle à ceux que m'a donnés le
Dr Henri Malbot, j'arrive à un total de 78 accès pernicieux
urémiques, dont 45 se sont produits en dehors de la saison
chaude, d'octobre à mai. En outre, si l'on réfléchit à ce fait
que les accès pernicieux comateux ordinaires s'observent
presque exclusivement pendant les mois de forte chaleur, juin
et surtout juillet, août et septembre, on conclura que les
accès comateux urémiques sont infiniment plus fréquents pendant la saison froide, à tel point qu'on peut presque affirmer
l'intervention de l'urémie dans tout accès comateux survenu
pendant les mois de décembre, janvier, février ou mars. Ces
faits, d'observation banale en notre Algérie, sont parfaitement
en harmonie avec ce que nous savons sur les causes occasion-
nelles de l'urémie.

Quant aux accès qui arrivent en pleine saison chaude, il
n'est pas difficile non plus d'y trouver l'influence du refroidissement, quand on songe qu'en Algérie, surtout sur les
hauts plateaux, il y a un grand écart entre la température du
jour et celle de la nuit.

Au demeurant, il n'est pas besoin d'invoquer une influence
météorique quelconque pour expliquer le refroidissement nécessaire à l'explosion des manifestations urémiques, car le
frisson seul du début de l'accès suffit à provoquer ce refroidissement. Le thermomètre démontre que, dans le frisson, il
y a un abaissement constant de la surface tégumentaire de
2 à 3°; d'autre part, avec le début du frisson, la température
interne commence à augmenter; l'écart absolu, c'est-à-dire le
refroidissement véritable, est donc en réalité, supérieur à
2 ou 3° et jamais inférieur à 5°. Je parle ici des accès de fièvres
simples, non suivis d'accidents pernicieux.

Or, nous avons vu que dans certains accès pernicieux, la température cutanée descend jusqu'à 31°, et que l'écart des deux températures, interne, prise dans la cavité buccale, et externe, prise sur la cuisse, peut atteindre le chiffre de 10°. C'est là un véritable refroidissement et un refroidissement énorme, pareil à celui que provoquerait une saute de température de bien plus grande amplitude, et, de fait, les malades qui analysent bien leurs sensations comparent l'impression qu'ils ont ressentie pendant de violents frissons à celle que leur donnerait un froid très vif, ou même l'immersion dans un mélange réfrigérant; littéralement, ils sont gelés.

L'anémie cutanée produite par le refroidissement, quelle qu'en soit l'origine, refroidissement atmosphérique dû à un abaissement de la température ambiante ou refroidissement physiologique dû simplement au frisson, amène une congestion intense des organes internes et particulièrement des reins, et consécutivement, une détresse de la fonction rénale, ainsi que nous l'avons déjà expliqué au chapitre précédent. La fonction rénale se trouve d'autant plus compromise que le filtre urinaire est déjà fortement endommagé par une lésion préexistante ou bien par des accès antérieurs; de toute façon, les conditions pathogéniques de l'urémie se trouvent réalisées dans une large mesure.

Pour nous, nous n'hésitons pas à voir dans le frisson initial de l'accès de fièvre intermittente et dans le refroidissement cutané simultané, la cause prochaine de l'urémie qui provoque le coma. Sans doute, il faut une fêlure au rein, il faut une imminence de la détresse de la fonction urinaire, une sorte d'urémie virtuelle, mais c'est le frisson qui est l'agent provocateur de l'accident ultime; c'est le frisson qui joue le rôle de l'étincelle pour allumer l'incendie; en un mot c'est le frisson qui crée l'urémie effective et sa plus terrible manifestation, le coma.

ANATOMIE PATHOLOGIQUE

Les dix premières observations que nous avons relatées plus haut suffisent amplement à donner une idée des lésions observées à l'autopsie des malades qui ont succombé à un accès pernicieux comateux urémique. Deux sortes de lésions sont constantes : les lésions du paludisme en activité (effets de la mélanémie sur divers organes, notamment, sur le cerveau, rate et foie hypertrophiés, etc.) et des lésions rénales, telles qu'une néphrite chronique, ou bien simplement une congestion aiguë de nature paludéenne.

DIAGNOSTIC

Le diagnostic de l'accès pernicieux comateux urémique repose tout entier sur la triple constatation simultanée du coma, du paludisme et de l'urémie.

Le coma est trop facile à reconnaître pour qu'il soit nécessaire d'insister sur son diagnostic différentiel.

Rappelons seulement que le coma des accès pernicieux comprend toute une échelle de gravité, allant de la simple torpeur cérébrale, sommolence ou hébétude, jusqu'au coma le plus profond et la mort apparente.

C'est surtout aux antécédents du malade, à son dossier pathologique, et enfin, à sa provenance topograghique, qu'on s'adressera pour établir l'existence du paludisme. Mais il ne suffit pas que le malade soit un paludéen, c'est-à-dire qu'il ait eu à une époque quelconque de sa vie des manifestations de paludisme; il faut encore que ce paludisme soit en pleine évolution active.

Nous ne reconnaissons pour légitime que l'accès comateux survenant dans cette dernière condition.

On comprend, sans peine, que l'urémie, et même l'urémie
mortelle doit être fréquente chez les anciens paludéens; alors
que le foie et le rein sont atteints d'inflammation chronique ;
mais, dans ce cas, la lésion rénale, bien qu'elle relève, dans son
principe, du paludisme, évolue pour son propre compte, comme
lésion indépendante, et ne diffère pas dans ses manifestations cliniques des néphrites dues à une cause banale telle que l'alcoolisme, la scarlatine, la goutte ou la sénilité. Dans ce cas, l'urémie
apparaît en dehors de toute manifestation active du paludisme,
et n'a rien de commun avec l'urémie dont nous nous occupons
dans ce travail.

La condition essentielle pour qu'on puisse légitimement
porter le diagnostic d'accès pernicieux comateux urémique,
c'est que le paludéen soit un paludéen en évolution active et,
parmi les manifestations de l'activité paludéenne, celles sur
lesquelles tout le monde est d'accord sont les récents accès
de fièvre intermittente, ou la fièvre rémittente à allure plus ou
moins continue. Souvent encore, on assistera à l'accès de fièvre
intermittente dans lequel se produit le coma, ou bien l'on aura
sur cet accès des renseignements tellement circonstanciés
qu'il ne pourra rester aucun doute dans l'esprit du médecin ;
c'est bien un accès paludéen des plus francs que viendra
compliquer le coma.

En théorie, il semble qu'il soit très facile, depuis la découverte de Laveran, de constater le paludisme en activité. En
effet, sera regardé comme paludéen en pleine activité tout
paludéen dans le sang duquel on constatera la présence des
hématozoaires spécifiques décrits par Laveran. Mais, cette
constatation n'est pas à la portée de tous les praticiens ; et
puis aussi, d'après Laveran lui-même, dès que le malade à
pris une dose quelconque de quinine, la recherche de l'héma-

tozoaire est très laborieuse et sa présence très difficile à déceler ; or, nous savons que tous les Algériens, exposés à contracter le paludisme, usent largement de la quinine, même à titre préventif.

La recherche du microbe du paludisme ne sera donc pas d'un grand secours ; et, en réalité, elle n'est-pas entrée dans la pratique courante ; elle est restée un travail de laboratoire et non un procédé d'examen clinique. Je n'insisterai pas autrement sur ce point du diagnostic du paludisme ; on devra donc se borner à faire tous ses efforts pour constater l'accès pendant lequel survient le coma, ou, si le malade n'a plus de fièvre et qu'on soit appelé après l'accès, on devra faire la preuve que, tout récemment, le malade a eu des manifestations de paludisme fébrile.

Quant à l'urémie, la seule présence de l'albumine dans les urines nous paraît devoir autoriser son diagnostic dès que paraissent chez l'albuminurique un ou plusieurs des phénomènes morbides connus sous le nom d'accidents urémiques. L'albuminurie est, en effet, pour nous, en clinique courante, le signe d'une néphropathie, inflammation ou congestion, aiguë ou chronique, et, dans toute néphropathie, il y a imminence d'urémie.

Toutes les fois donc qu'on trouvera, dans un accès pernicieux comateux, de l'albumine dans les urines, on sera autorisé, par cette seule constatation de l'albuminurie, à porter le diagnostic d'accès urémique.

On voit donc quelle importance nous attachons à l'analyse des urines chez tous les paludéens : en dehors des accès, pour dépister les néphropathies ; au moment de l'accès, pour parer à l'éventualité de complications urémiques.

Mais, quand, pour une raison quelconque, il est impossible d'analyser les urines pendant un accès pernicieux comateux, quand il y a, par exemple, anurie ou incontinence d'urine et que le malade n'est pas connu, on devra prendre en grande considération l'époque de l'année où se produit l'accès comateux : si c'est pendant la saison froide et qu'on ne puisse invoquer ni le coup de soleil, ni le coup de chaleur, on aura bien des chances pour que le coma soit de nature urémique.

PRONOSTIC

Il est inutile, je pense, d'insister sur la gravité des accès pernicieux comateux urémiques. Notre statistique porte sur 78 cas, dont 41 suivis de mort ; dans la grande majorité des cas mortels, l'issue fatale est survenue dès le premier accès. Notre statistique donne donc une mortalité d'environ 55 pour cent. Le coma urémique est, on le sait, la plus terrible manifestation de l'intoxication urémique, et, quand il vient s'y ajouter le paludisme on comprend que le pronostic soit encore plus sombre.

TRAITEMENT

Il ne peut y avoir de doutes sur la nécessité d'une intervention des plus actives et des plus rapides quand on est en présence d'un accès pernicieux urémique.

Pour combattre le paludisme, on s'adressera exclusivement aux injections hypodermiques concentrées de quinine, sans s'arrêter un seul instant aux autres modes d'administration du précieux médicament. La médication quinique ne s'adresse pas tant à l'accès actuel qu'à celui qui pourrait survenir à plus ou moins brève échéance.

L'observation a, en effet, démontré que souvent un accès pernicieux est formé par une série d'accès subintrants et que c'est surtout dans cette forme d'accès pernicieux que la quinine a un effet des plus merveilleux.

S'il existe un grand nombre de formules pour injections hypodermiques de quinine, et, de ce côté, si l'on a l'embarras du choix, il n'y a qu'une région où ces injections sont exemptes d'inconvénients. On peut dire qu'elles sont aujourd'hui défitivement entrées dans la pratique courante et bien rares sont ceux qui redoutent encore les multiples méfaits qu'on leur attribuait autrefois. L'expérience démontre qu'on sera à l'abri de tout danger si, avec les précautions les plus sommaires d'asepsie, on pratique ces injections sur le tronc, et surtout dans le dos. C'est donc exclusivement dans la région dorsale qu'on devra pratiquer les injections de quinine ; et, il faut abondonner, comme dangereuses, toutes les autres parties du corps. On se contentera d'injecter un à deux grammes de quinine ; cette dose est plus que suffisante ; et, bien qu'absolument inoffensives, les doses dépassant deux grammes sont déjà des doses fantaisistes.

J'arrive tout de suite au point litigieux du traitement, au point qui, à mes yeux, constitue la partie capitale de l'intervention médicale, je veux dire le traitement du coma urémique par les émissions sanguines.

Aujourd'hui, nous sommes loin de Broussais et de Bailly ; dans notre fin de siècle, encombrée de chlorotiques, d'anémiques et de neurasthéniques, la saignée est tombée dans un discrédit qui paraît sans appel. Et pourtant, de toutes les médications dirigées contre l'urémie et surtout contre l'urémie comateuse, une seule a fait réellement ses preuves, c'est la saignée, et la saignée copieuse de 300, 400 et même 500 grammes.

Mais, dans notre cas, le problème est complexe et tout autre que dans l'urémie simple. Faudra-t-il donc encore saigner un malade que l'intoxication paludéenne vient de plonger dans une profonde déchéance organique, à qui de violents accès de fièvre viennent d'enlever la moitié de son sang, ou même

davantage, en un mot, faudra-t-il saigner un malade déglo-
bulisé, un malade exsangue? Eh bien ! malgré tout ce qu'on
pourra objecter, *a priori*, contre les émissions sanguines chez
les paludéens, les résultats sont là, plus éloquents que toutes
sortes de raisonnements, et ces résultats démontrent que, dans
les cas désespérés, une seule chance reste encore à tenter, la
saignée. Chez les cachectiques, je veux bien faire une conces-
sion et provoquer la perte de sang par l'application de sangsues, faite largement, soit derrière l'oreille, soit dans la région
rénale, au triangle de J.-L. Petit, mais, chez les sujets non
encore cachectisés, chez ceux dont l'intoxication est récente,
comme les sujets de mes quatre dernières observations, il ne
faut pas hésiter, il faut ouvrir la veine et laisser couler longtemps, sans arrière-pensée et sans crainte. Là, bien sincèrement, est le salut.

N'ayant rien de particulier à dire sur les autres moyens de
combattre l'urémie, qu'on pourrait appeler les moyens acces-
soires et sur lesquels tout le monde est d'accord, je ne ferai
que les citer : injections de caféine, d'éther ; révulsion cutanée
par les frictions ou les sinapismes ; enfin, lavements salés
froids, qu'on devra administrer largement et qui ont une
action bienfaisante des plus manifestes ; on emploiera de
préférence le sérum de Hayem ou tout simplement l'eau salée
au centième.

Enfin, quand on aura le loisir de suivre le malade pendant
quelque temps, on combattra l'albuminurie par les moyens
appropriés ; régime lacté, purgatif, etc. Quand l'albuminurie
existera chez un malade sujet aux accès de fièvre, on aura
soin de diminuer le plus possible les chances de refroidissement cutané pendant la période de frisson, soit au moyen de
lotions chaudes, soit par l'enveloppement ouaté sinapisé.

STATISTIQUE

Nous ne voulons pas terminer ce travail, sans citer quelques chiffres, qui montreront au lecteur quelle part prennent dans les manifestations ordinaires du paludisme les accès pernicieux que nous venons d'étudier.

En additionnant mes chiffres à ceux qu'a bien voulu me communiquer le docteur Henri Malbot, qui exerce depuis plus de quinze ans dans les pays à malaria, j'arrive au chiffre imposant de 12.500 cas de paludisme fébrile sur lesquels ont été recueillis des renseignements plus ou moins complets, mais qui peuvent tous figurer dans une statistique sommaire.

Sur ces 12.500 cas de fièvres paludéennes, il y a eu 425 accès pernicieux, ainsi répartis :

Accès comateux, soporeux.	202 accès.
Accès convulsifs.	107 —
Accès cholériformes.	56 —
Accès bilieux	32 —
Autres accès pernicieux (syncop. card., etc.	28 —
Total	425 accès.

Le premier groupe comprend 78 cas, où l'on a observé simultanément du coma et de l'albuminurie, en même temps que des accidents paludéens aigus.

Voici par mois, la répartition de ces 202 accès comateux :

En janvier,	11	accès comateux dont	9	urém.	et	2	non urém.
février,	6	—	—	6	—	»	—
mars,	6	—	—	5	—	1	—
avril,	6	—	—	5	—	1	—
A reporter	29	—	—	25	—	6	—

Report	29	—	—	25	—	4	—
mai,	6	—	—	6	—	»	—
juin,	12	—	—	7	—	5	—
juillet,	25	—	—	6	—	19	—
août,	31	—	—	6	—	25	—
sept.,	43	—	—	10	—	33	—
octob.,	28	—	—	7	—	21	—
nov.,	17	—	—	5	—	12	—
déc.,	11	—	—	6	—	5	—
Totaux.	202	—	—	78	—	124	—
Décès.	105	—	—	41	—	64	—

Les accès comateux urémiques forment donc plus du tiers des accès pernicieux compris sous la rubrique générale d'accès comateux : ils sont aussi plus souvent mortels que les accès non compliqués d'urémie

CONCLUSIONS

Les auteurs n'ont fait que soupçonner l'accès pernicieux comateux où l'urémie joue le principal rôle.

Celui qui en a le plus nettement mentionné l'existence probable n'en a tenté aucune description et n'a apporté, à l'appui de son allégation, aucune preuve clinique.

Pourtant, l'examen des faits cliniques nous prouve que, dans certains accès pernicieux comateux, c'est l'urémie qui fait une grande partie du mal et imprime à l'accès une forme particulièrement grave.

La statistique prouve, en outre, qu'un bon tiers des accès pernicieux comateux se compliquent d'urémie, et que ces accès urémiques sont plus graves que les accès comateux non urémiques.

L'accès urémique comateux est essentiellement constitué par la triade symptomatique suivante : accès de fièvre paludéenne, albuminurie, coma.

Les lésions anatomo-pathologiques sont celles du paludisme en activité, avec celles d'une néphropathie quelconque, congestion simple ou inflammation.

Le frisson qui marque l'invasion de l'accès fébrile est la cause déterminante de l'urémie, jusqu'alors à l'état virtuel.

L'indication thérapeutique est de combattre le paludisme

par les injections concentrées de quinine, et l'urémie par les émissions sanguines largement pratiquées.

Ce travail n'a nullement la prétention de combler une lacune dans l'étude des accès pernicieux, mais simplement celle d'attirer l'attention sur un point un peu trop négligé par les auteurs.

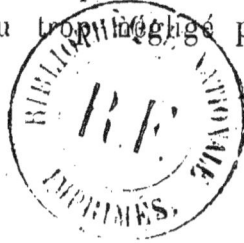

www.ingramcontent.com/pod-product-compliance
Lightning Source LLC
Chambersburg PA
CBHW050605210326
41521CB00008B/1122